国医养生

居家必备

不上火的四季饮食保健法

李宝珍◎编著

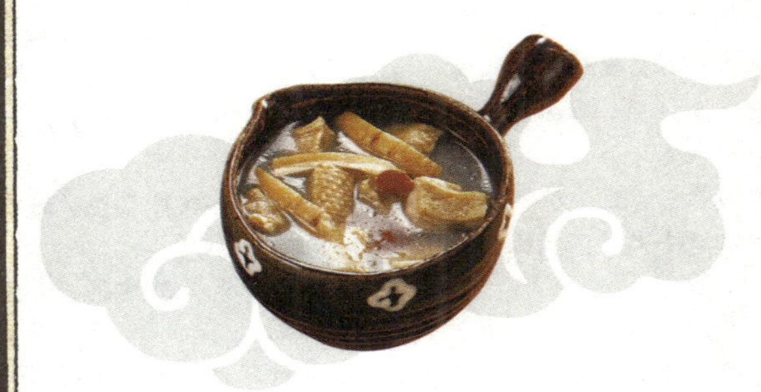

山西出版传媒集团
山西科学技术出版社

目录contents

绪论

Part 01 春季属木，要防肝火

Part 02 夏季属火，要防心火

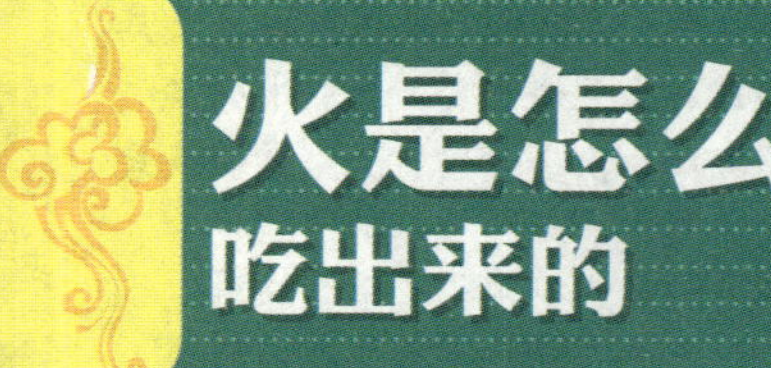

火是怎么吃出来的

多吃肉易致上火

肉类食物中含有丰富的热量和脂肪，过多食用肉食，容易使热量和脂肪超出人体需要，从而使脂肪大量堆积在人体内，不仅导致身材肥胖，而且还容易上火。有些人认为食用瘦肉便可避免机体上火，其实不然，因为瘦肉中脂肪含量高达 20%，吃多了同样会引起上火。但是到了 50 岁以后，人体内的阳气和火逐渐衰弱，适当多吃些肉，便不会再导致上火。

多吃软、香、酥的食物易致上火

《素问 · 生气通天论》说“膏粱之变，足生大疔”，意思是说多吃甜腻、精细、油多的食物易致皮肤生疮疔。而软、香、酥的食物即属“膏粱厚味”，这类食物往往含有大量的脂肪和糖，是导致上火的原因之一。

浓牛奶是上火的不可忽视的元凶之一

浓牛奶在为人体提供丰富营养的同时，也会带来一些负面效应，尤其是小孩，所产生的负面效应更大。因为幼儿的肠道比较娇嫩，且浓牛奶的渗透压比清水高，进入肠道后会吸收肠黏膜里的水分，使肠道内的水分大量增加，从而导致腹泻，进而影响到肠壁的血液循环，致使肠壁缺血而上火。

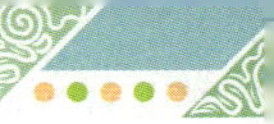

饼干比馒头、面包更易上火

饼干比较干，多吃易上火。饼干由于太干而吸收胃肠黏膜中的水分，使胃肠黏膜中的水分减少，最终导致上火，而馒头和面包中相对含有一些水分，吸收胃肠黏膜中的水分会相应减少，上火的程度要明显低于饼干。

不同烹饪手法会影响上火的程度

比如花生，在炒制和油炸的过程中会失去水分，失去水分的花生在进入消化道的过程中会吸收消化道黏膜里的水分，同时在这一过程中，花生还存在释放热量的过程，从而使炒花生变得更加干燥。生花生本身含有一定的水分，煮出来的花生所含水分比生花生还要高，因此不仅不会吸收消化道黏膜里的水分，还会增加体内的水分。所以，煮出来的花生不易上火。

脱水食物火性更大

脱水食物就是通过各种手段将食物中的水分去除的食物，如干炸鱼、干姜、干辣椒等。就拿姜来说吧，一般老姜要比新鲜的、嫩的生姜辣，火也大，而干姜要比老姜更辣，更容易上火。因为干姜是经彻底晒干、脱水所制，食用后会把身体内的大量水分带走，而导致身体上火。从疾病食疗中即可证明其火力的不同，如果感冒了，可在即将熬好的药里放几片姜，喝过后可微微发汗，而干姜可用于体寒导致的胃肠病，如消化不良、胃肠炎、慢性胃炎、胃溃疡等，尤其对虚寒所致的腹泻效果更佳。而比干姜还要热的食物则属炮姜。炮姜是将干姜用热沙子烫到鼓起，且表面呈棕褐色。其热性可治疗更加寒冷的腹泻、便血，以及寒凉引起的胃肠道上火。而对于正常人来说，则不宜多食。

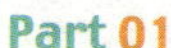

春季属木，要防肝火

春季气候特征

春季是一年中的第一个季节，为四时之首，同时也是冬季与夏季的过渡季节。冷暖空气都很活跃，势力相当，从而导致春季的天气变化万千。

气温变化幅度大

寒冷的冬季过后，气候开始转暖，万物复苏，生机勃勃。春季气候以“温”为主，是气温乍暖还寒和冷暖骤变的时期，也是一年中天气变化幅度最大的时期。此外，春季一天中的气温差异最大。

空气干燥多风

春季正处于大气环流调整期，冷暖空气活动频繁，而且都很活跃，所以经常出现大风天气，空气干燥。如我国北方地区，南北大风交替出现，风力较大。春季重点要注意防风，特别是在多风、冷暖不定、昼夜温差较大的早春季节。

北方多沙尘、南方多雨

沙尘天气易使大气中各种悬浮颗粒急剧增多，对人体有害的可吸入颗粒物浓度也急剧升高，导致空气质量下降。悬浮颗粒中的致敏物质可诱发过敏体质的人产生过敏反应。南方常阴雨连绵，低温与暖温交替出现。这种接连几天阴雨连绵、阳光寡照的寒冷天气又称“低温连阴雨”。阴雨季节，湿气较大，易引发多种疾病。

春季为何易上肝火

春季与肝脏五行相配，以肝气为令，肝气条达则气血运行通畅，而生气发怒易致肝脏气血淤滞。春季随着气温回升，风多，气候相对干燥，阳气升发，万物萌动，病菌虫害滋生。春温初升，风气当令，人体毛孔放松，冬季蓄积体内的阳气随着春暖转为向上向外发散。如果所藏阳气过多就会化成热邪外攻，若遇阳气骤升，内外两阳碰撞，易引动内热而生肝火。

肝火过旺有哪些表现

中医认为，肝火是肝阳的表现形式，肝火旺为肝的阳气亢盛所表现出来的热象，多因七情过极、肝阳化火或肝经蕴热所致。春季人们常会心情郁闷，好动怒，喜欢发脾气，易出现头晕、面红、目赤、口苦等症状。具体来说，主要表现在以下几个方面：

肝火类型	症状表现
肝火上炎	心烦易怒，头热面红，夜寐不安，胁痛口苦，舌红苔薄，脉弦有力
肝火亢盛	形体消瘦，性急易怒，烦躁不安，头晕目眩，胁肋灼痛，口苦目赤，小便短赤，大便燥结，舌红苔黄，脉弦数
肝火上冲	舌上出血，舌肿木硬，舌苔黄，舌边红绛，或起芒刺，并见头中热痛，烦热，头晕目眩，面红目赤，口苦咽干，耳鸣耳聋，胁肋痛，性急善怒，小便黄赤，大便干燥，甚则昏厥，脉弦数
肝火犯肺	咳嗽气逆，痰出不爽，或如梅核，或如败絮难以咳出；咳时面红并引及胁痛；咽喉干燥，烦躁易怒；舌边尖红，苔薄黄而干；脉弦数
肝火犯胃	吐血兼见心烦胸闷，善怒胁痛，口苦或口酸，多噩梦，或见唇青，或频作呃逆，舌质红，苔黄，脉弦数

肝火燔灼	胃脘有烧灼疼痛感，痛势急迫，疼痛拒按，喜冷恶热，胃灼热泛酸，口干口苦，甚则呕吐苦水，或兼见吐血、便血；烦躁易怒，便秘溲赤；舌红苔黄，脉弦数
心肝火旺	月经先期量多，甚或血崩，质浓稠如膏，经色鲜红，或紫红，或紫黑，并见面红目赤，心烦急躁，失眠多梦，胸胁胀痛，口苦而渴，或发热，吐血、衄血，舌红苔黄，脉弦数
肝火偏亢	月经提前而至，经量过多或兼经期延长，色鲜红或紫黑，质浓稠，有瘀块，面赤心烦，急躁易怒，胸闷乳胀，头晕、头痛，夜寐多梦，口苦口干，食欲不振，大便干结，小便短赤，舌红苔黄，脉弦数
心肝火旺	经前失眠，甚至通宵不寐，心烦易怒，口苦咽干，头痛、头晕，乳头痛痒，月经先期，量多色暗。舌尖红刺，苔薄黄，脉弦滑
肝火上逆	血可突然从耳中流出，且量较多，耳部疼痛，心烦易怒，或胸胁胀满，口苦，目赤，头痛，小便实，脉弦数有力，舌质红
肝火犯肺	多由情绪激动所诱发，鼻出血量多，血色鲜红，并反复发作，头胀痛，心烦易怒，口苦咽干，胸胁苦满，目赤，小便黄，舌质红，脉弦数
肝火上炎	头痛目胀，面红眩晕，口苦耳鸣，胸胁刺痛，烦躁易怒，尿黄，舌红苔黄，脉弦数
肝火犯胃	头痛偏甚，目珠胀痛，甚则头痛如劈，目胀欲脱，瞳神散大，视力骤降，烦躁易怒，口渴欲饮，呕吐频作，舌红苔黄，脉弦滑
肝火上逆	烦躁易怒，骤然一眼或双眼盲而不见，目珠疼痛，头晕且痛，面红目赤，胁痛口苦，舌红苔黄，脉弦数

肝火过旺易生哪些疾病

脸部发红、发热

有些女孩的脸即使在冬天也会红彤彤的，且会有发热感，出现这种现象的原因主要是肝脏存在一些问题。

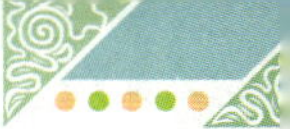

▶女孩脸部发红发热为肝火所致

有些女孩的脸会发红发热且有不适感，体内也总感觉到有一股火乱窜而无法宣泄出来，除此之外，还会感觉到口臭、能吃、大便干、手凉、内热外寒等，这是肝气被抑制在体内，无法将火散发出来所致，建议服用逍遥丸。

▶更年期女性脸部发红发热为激素失衡所致

更年期的女性面部都会出现烘热，多是由于体内激素失去平衡所致。机体如果大量产生雌激素便会成为“火”，即肝火，如果肝火不能及时散发出去，郁结在体内便会导致脸上长出黄褐斑或蝴蝶斑，中医称之为“肝斑”。导致中年妇女激素不稳的原因多是情绪所致。出现这种情况可采用疏肝散郁的方法来进行调理，如服用以逍遥散为基础的汤药，并在汤药里加入柴胡和薄荷，以宣散肝经郁热。同时要保持情绪稳定。

● 发生心血管疾病

随着年龄的增长，人的动脉便会开始硬化，尤其在 40 ~ 50 岁其间，其硬化速度会逐渐加快，使血管每年都不断变窄，特别是在生气时，其变窄的幅度在一分钟内高达 100%，因而常出现因生气而猝死的惨剧。中医认为，导致这种现象的原因是肝火过旺。冬天过后，人体内潜藏的火力会在春天得到升发，此时肝火最容易萌动，在三四月份最容易发生属于肝阳上亢的脑血管意外。

● 更年期症状加剧

更年期女性情绪波动很大，很容易导致血压升高，而到了春季，由于肝火旺盛，极易发怒、心烦，同时还会出现头晕、头痛、两胁胀痛、舌质红等高血压症状。由于更年期女性的很多精力容易被肝火消耗掉，所以在进行调养时应补肾降肝火，可服用含补肾作用的仙茅、仙灵脾、巴戟天和有补肝作用的当归及具去火作用的知母、黄檗等以补为主的方子——“二仙汤”，效果会更佳。

另外，肝火过旺还会引发其他疾病，如神经衰弱、内分泌紊乱、精神失常、高血压，并会降低人体免疫力，伤及肝气，久而久之易导致肝病。肝病患者特别是慢性肝病患者在春季病情极易反复。

春季服用泻火药需遵循的法则

上火是生活中较为常见的一种症状，大部分人可能认为吃些简单的泻火药即可摆脱上火的困扰，因此会在身边常备一些去火的药物，尤其是去火的中草药或者中成药。

中药也有副作用

很多人无论是在上火或者不上火时，都会时不时地吃一些中草药或者中成药，认为能够预防和改善上火症状，但却忽略了中草药的副作用对身体的伤害。如果不在医生指导下用药，长此以往，一些有毒成分便会积聚在肾脏中而出现蓄积反应，会引起肾小管上皮细胞损伤，严重时会导致急性肾衰竭。如关木通含有损害人体肾脏的马兜铃酸，而且毒性比较大，长期食用便会导致肾衰竭。

应注意对症服用去火药

在使用中草药或者中成药时应注意对症用药，这是因为导致上火的因素是多种多样的。一般热性体质的人可以适当服用去火药进行降火，而对于寒性体质的人来说，服用降火药时须谨慎，如果过多使用这类中药或者中成药可能会对胃造成不良影响。

别拿去火药当减肥药使用

很多对体重不满意的人，尤其是肥胖者会尝试用具泻肚滑肠作用的中药或者中成药来减肥，因为服用这些药物后会导致腹泻，从而达到泻火减肥的目的。事实上，这种认知是错误的。因为减肥的关键是促使体内脂肪快速燃烧，而要加快脂肪燃烧就需要增加人体的火力，因而不仅不需要去火，反而需要补火。

科学饮食防肝火

春季养肝护肝饮食指南

春季养生应以养肝护肝为先。中医主张，肝火旺者，日常饮食应以清淡为主，多吃一些疏理肝气、养肝柔肝的食物进行调理，同时还要注意饮食平衡。

肝火过旺的中药调养法

在春天肝火旺盛的季节里，可以利用一些具降肝火作用的中药材，如“肝阴不足、肝阳上亢”所致的肝火，可适当多吃百合、天冬、麦冬、玄参、何首乌、银耳、莲子等具养阴清热的药材；如果是肝气郁结、肝火上炎所致的肝火，可适当多吃丹栀逍遥散、四逆散等具疏肝解郁作用的药物；如果是肝经湿热、肝火上炎所致的肝火，可适当多吃龙胆泻肝汤等具有疏肝利胆的药物予以调理。同时还可适当食用大黄、黄连、黄檗等具有清热泻火作用的中药以及连翘、金银花、板蓝根等具有解毒消肿作用的中药。

为增强免疫力，春季应养肝

春季肝火易旺也说明了一个问题，即春季宜养肝。因为春季养肝不仅能清肝火，还能提高机体免疫力，以对抗春季里滋生的细菌和病毒。

对症泻肝火经典调理方案推荐

肝郁气滞者的调理方案

由于心情郁闷，精神受到刺激或创伤导致的肝郁气滞症，多表现为频繁叹气、胸胁胀痛或窜痛等。在调理上除了要多吃茼蒿、芹菜、番茄、萝卜、柑橘、橙子、柚子、佛手瓜、香橼等具疏肝理气作用的食物外，还应注意通过精神养生来调节神志和情志。

▶肝火上炎者的调理方案

由于平时吸烟喝酒过度，且过食肥甘辛辣之物，或肝气久郁，便会造成多梦、目赤肿痛、口苦、口渴等症状，平时除了多吃苦瓜、丝瓜、番茄、苦菜、芹菜、白菜、圆白菜、油菜、黄花菜、绿豆芽、黄豆芽、柑橘、山楂、李子、青梅及绿豆等具清肝泄热作用的食物进行调理外，还应注意戒烟、戒酒，少吃或不吃肥甘辛辣食物。

▶脾虚肝盛者的调理方案

由于脾气虚弱而肝气太盛，从而影响脾的运行，导致出现身倦乏力、食少腹胀、两胁胀痛、大便稀溏等症状。平时可适当多吃圆白菜、胡萝卜、南瓜、山药、大枣、柑橘、橙子、栗子、高粱米、薏米、荞麦、扁豆、莲子、芡实等具健脾益气作用的食物。

●上小火多喝茶，上大火才喝药

一般来说，一上火就吃药的做法是不妥的。在上火初期，或者出现比较轻的上火症状时，喝一杯清火茶，如苦丁茶、枸菊清肝茶等即可达到泻火的目的。但苦丁茶性质苦寒，不宜喝得太浓太多，否则可能会伤胃，而枸菊清肝茶就相对平和多了。不过，菊花的品种不仅多，而且性质也不完全一样，如白菊花性凉味甘，可经常喝；黄菊花性味较白菊花强烈，不宜长期喝，可于上火时适量喝；野菊花性质寒，若因肝火过旺而致眼睛发红时，可将野菊花放入热水中熏眼，一次熏 15 分钟，效果极佳。和黄菊花一样，也不宜长期喝。

●导致肝火更旺的不良饮食方式

▶大量食用生冷、油腻、黏硬的食物

由于春季肝火旺盛，容易伤到脾脏，不利于脾胃的消化和吸收，而且生冷、油腻、黏硬的食物如元宵、年糕、油炸食品等可致生痰、生湿，伤脾胃阳气，加重和损害脾胃功能，再加上黏硬、生冷、肥甘厚味的食物不容易消化，要尽量少食。

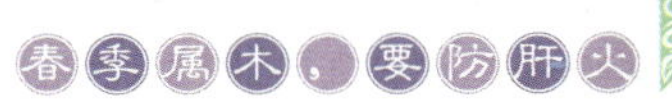

大量食用过酸、过辣、过热的食物

肝阳过盛体弱者，在春季易引发“肝火”，患上热感冒、热咳嗽、热哮喘等症，而大量食用羊肉、狗肉、海虾、麻辣火锅、辣椒、花椒、胡椒、乌梅、山楂等食物，可导致邪热化火蓄积于体内，从而加重肝火症状，甚至会诱发疮痈疖肿等。

春季宜多食的清肝火食物

宜食食物类别	具体食物举例	养肝护肝作用
清淡养阴之品	黄豆芽、绿豆芽、小白菜、油菜、香菜、蜂蜜、春笋、菠菜、香椿、荠菜、柑橘等。有明显上火症状的人可喝绿豆汤、赤豆汤、酸梅汤、金银花茶、菊花茶以及绿茶等	具清火泄热、利阳气升发的作用，可防止体内积热而发生肝火。对春季上火出现的舌苔发黄、口苦等症状，食疗效果显著
辛甘之品	葱、生姜、韭菜、蒜苗、芥末、粳米粥、白菜、大枣等	春季，尤其是早春时节可吃一些稍有辛味或甜味的食物，可养肝健脾和胃，抵御外邪对人体的侵袭，对于人体春季阳气升发很有益处
黄绿色蔬菜	胡萝卜、南瓜、番茄、青椒、芹菜等	春困易使人精神不振，身体疲乏，可多吃红黄色和深绿色的蔬菜，以补充维生素和无机盐的不足，有助于恢复精力
水	白开水、矿泉水、绿茶、苦丁茶、菊花茶等	春季应多喝开水，以补充体液，增强血液循环，促进新陈代谢。多饮水还可促进消化腺和胰液、胆汁的分泌，有利于消化、吸收和废物的排出，从而减少毒素对肝脏的损害

不上火的春季食养妙方

胡萝卜炒口蘑

材料 水发口蘑250克，胡萝卜200克，葱段、姜丝、蒜末各适量。

调料 酱油、盐、味精、胡椒粉、白糖、水淀粉、植物油、高汤各适量。

做法

1. 口蘑、胡萝卜洗净，切成片，分别焯烫熟，过凉沥干。
2. 热锅温油，下葱段、姜丝、蒜末炒出香味，放口蘑片和胡萝卜片炒匀，加酱油、盐、胡椒粉、白糖、高汤烧 5 分钟，起锅前加味精调味，用水淀粉勾芡收汁即可。

功效解析 胡萝卜有清热解毒、降气止咳、健脾和胃、补肝明目、壮阳补肾等功效。口蘑热量少，营养多，除基本的膳食纤维、蛋白质和多种维生素外，还含有铁、钾、硒、铜等。两者搭配，能降肝火、去烦躁。

木耳炒西芹

材料 水发黑木耳200克，西芹300克，葱段、姜丝各适量。

调料 植物油、盐、味精、胡椒粉、白糖、水淀粉、高汤各适量。

做法

1. 水发黑木耳去蒂洗净，撕成小朵；西芹洗净，去老筋切段；将黑木耳和西芹段分别焯烫后，捞出过凉，沥水。
2. 热锅温油，下葱段、姜丝炒香，放黑木耳和西芹段炒匀，加盐、白糖、胡椒粉、高汤，炒熟后加味精调味，用水淀粉勾薄芡即可。

功效解析 黑木耳中所含的一种植物胶质，可将残留在人体消化系统的灰尘杂质集中吸附，再排出体外，从而起到排毒清胃的作用；西芹具有平肝清热、祛风利湿的功效。两者合用，可帮助排出因春季肝火过盛而积累在体内的热毒。

▶海米冬瓜

材料 葱段、姜丝、冬瓜片、海米各适量。

调料 植物油、盐、料酒、鸡精、水淀粉各适量。

做法

1. 冬瓜片用少许盐腌渍10分钟，捞出沥水；海米用温水泡软洗净。

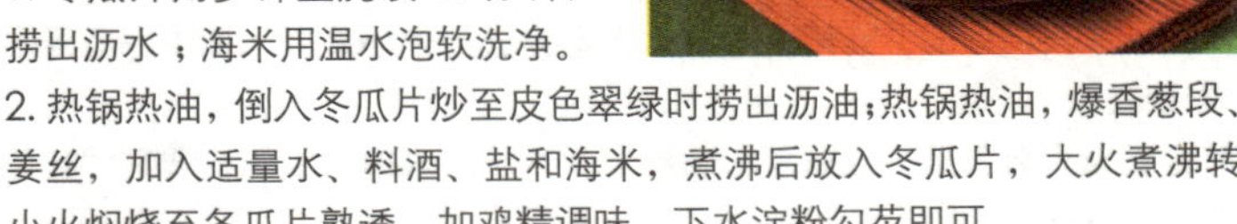

2. 热锅热油，倒入冬瓜片炒至皮色翠绿时捞出沥油；热锅热油，爆香葱段、姜丝，加入适量水、料酒、盐和海米，煮沸后放入冬瓜片，大火煮沸转小火焖烧至冬瓜片熟透，加鸡精调味，下水淀粉勾芡即可。

功效解析 此菜可清热降火，去除体内油脂，调理肠胃，排毒养颜。

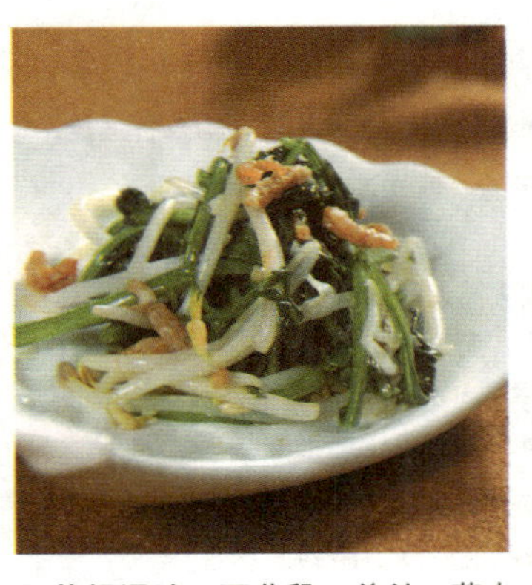

▶绿豆芽炒菠菜

材料 绿豆芽200克，菠菜250克，海米少许，葱段、姜丝、蒜末各适量。

调料 盐、味精、胡椒粉、高汤、植物油各适量。

做法

1. 绿豆芽择洗干净；菠菜择洗干净，入沸水焯烫一下，捞出沥水，切段；海米洗净后用水浸泡备用。

2. 热锅温油，下葱段、姜丝、蒜末、海米煸炒出香味，下绿豆芽大火煸炒几下，再下入菠菜段炒匀，加盐、胡椒粉、高汤翻炒片刻，加味精调味即可。

功效解析 春天时令蔬菜中，上市较早的当属菠菜，对解毒颇有益处，适于肝火过旺时出现的口疮、大便涩滞等症。

▶凉拌金针菇

材料 金针菇150克，黄瓜、红椒各50克，蒜末、姜末、葱丝、香菜各适量。

调料 盐、白糖、醋、味精各适量。

做法

1. 金针菇去根洗净，放沸水锅里焯透，沥干水分备用。
2. 黄瓜洗净，去皮切成丝；红椒洗净，切丝；香菜洗净，切段备用。
3. 把盐、白糖、醋、味精、蒜末、姜末放进一个小碗里，加少许凉开水调成味汁。
4. 金针菇、黄瓜丝、红椒丝、葱丝、香菜段放入小盆中，将调好的味汁倒入盆中搅拌均匀即可。

功效解析 金针菇性寒，能利肠胃、去火除热，对春季去火十分有效。

▶青椒绿豆芽

材料 绿豆芽150克，青椒1个，红椒2个，葱段、姜丝、蒜末各适量。

调料 盐、味精、白糖、胡椒粉、高汤、植物油各适量。

做法

1. 绿豆芽择洗干净；青椒、红椒分别去蒂、子，洗净，切成丝。
2. 绿豆芽入沸水锅中焯水，捞出过凉，沥干水分备用。
3. 热锅温油，下葱段、姜丝、蒜末炒香，下绿豆芽、青椒丝、红椒丝、盐、胡椒粉、白糖、少许高汤，大火翻炒均匀，出锅前加味精调味即可。

功效解析 绿豆芽是清热、去火、降燥、解毒、除湿的高手。古代养生家认为，绿豆芽最适合春季吃，能帮助五脏从冬藏转向春生。

▶平菇炒莴笋

材料 平菇、莴笋各300克，葱段、姜丝各适量。

调料 植物油、料酒、盐、味精、香油各适量。

做法

1. 将平菇去蒂洗净，撕成片；莴笋削去外皮，洗净切片；将平菇放入沸水锅中焯透，捞出过凉。

2. 锅中放油烧至六成热，爆香葱段、姜丝，加莴笋片、平菇片翻炒至八成熟。

3. 加入料酒、盐翻炒至熟，加入味精调味，淋上香油炒匀即可。

功效解析 平菇含有多种养分和甘露醇、激素等，可以改善人体新陈代谢，有增强体质、调节自主神经功能等作用。

椒油笋丝

材料 莴笋400克。

调料 盐、香油、植物油、味精、花椒粒各适量。

做法

1. 莴笋去叶，去皮洗净，切细丝，盛于碗中撒盐拌匀，入味后，挤干水分。

2. 炒锅内倒植物油，烧至五成热，倒入花椒粒，炒出香味，制成花椒油备用。

3. 将笋丝盛入盘中，加花椒油、香油、味精，拌匀即可。

功效解析 肝属五行之木，春木旺，肝主事，春季护肝尤为重要，三餐中可常食用莴笋，能开胃清肠、利尿解毒，保肝防癌作用明显。

香芹炒瘦肉

材料 猪瘦肉150克，香芹250克。

调料 植物油、甜面酱、酱油、盐各适量。

做法

1. 将猪瘦肉洗净切成丝；香芹择去叶，削去根，洗净后切成段。

2. 将香芹段放入沸水中焯一下，捞起过凉。

3. 热锅热油，下入肉丝煸炒至肉色发白，盛起备用；锅内留余油烧热，放入甜面酱炒香，再下入肉丝，加入酱油、盐翻炒，倒入香芹，炒熟即可。

功效解析 芹菜性凉，味甘辛，入肺、胃、肝经，能清热除烦，平肝，利水消肿，凉血止血，与猪肉同食，可解腻除烦。

▶番茄炖牛肉

材料 番茄250克，熟牛肉200克，葱段、姜丝各适量。

调料 甜面酱、植物油、大料、盐、白糖、料酒、水淀粉、高汤各适量。

做法

1. 熟牛肉切块；番茄洗净，去蒂切块。

2. 热锅热油，下入大料炸至棕红色，放葱段、姜丝炝锅，放入甜面酱炒香，加高汤、料酒、盐、牛肉块，小火焖15分钟，再放番茄块、白糖，小火炖煮至熟，用水淀粉勾芡，炒匀后出锅即可。

功效解析 番茄性微寒，可养阴生津、健脾养胃、平肝清热，适于热病伤阴引起的食欲不振、胃热口渴等症。

▶莲藕山药汤

材料 莲藕100克，山药50克，姜丝、枸杞子各适量。

调料 清汤500毫升，植物油、盐、味精、白糖各适量。

做法

1. 莲藕去皮洗净，切厚片；山药去皮洗净，切厚片；枸杞子洗净，略泡。

2. 锅内放油烧热，放入姜丝略爆，倒入清汤煮沸。

3. 放入莲藕片、山药片，用中火煮至熟透，加入枸杞子煮5分钟，加盐、味精、白糖调味，盛入碗中即可。

功效解析 莲藕中含有丰富的维生素C及矿物质，具有补血、助眠、清凉退火、止血散瘀等功效，山药清热解毒，容易上火的朋友可多喝莲藕山药汤。

▶红小豆甜汤

材料 红小豆30克，莲子、银耳、百合各20克。

调料 冰糖适量。

做法

1. 红小豆洗净后放入清水中浸泡 2 小时；银耳、百合分别在清水中泡发，百合洗净掰开；银耳去蒂，撕成小朵；莲子洗净去芯。

2. 将泡好的红小豆、银耳、莲子放入汤锅中，倒入适量清水，大火煮沸，转小火炖 40 分钟左右，加入百合再炖 20 分钟，加入冰糖煮至溶化即可。

功效解析 红小豆有利水消肿、解毒排脓、清热去湿、健脾止泻的功用，很适合春季用来煲汤煮粥。

芦笋扒香菇

材料 芦笋、鲜香菇各200克。

调料 高汤100毫升，鸡精、植物油、料酒、老抽、水淀粉、蚝油、盐、香油各适量。

做法

1. 鲜香菇去蒂，洗净；芦笋去根、老皮，洗净；香菇与芦笋分别焯水，捞出，沥水。

2. 锅内倒油烧热，放入芦笋、盐炒熟，装盘；锅留底油烧热，放入香菇翻炒，再加高汤、料酒、蚝油、鸡精、老抽煮沸，用水淀粉勾芡后淋入香油，盛在芦笋上即可。

功效解析 春阳上升，适宜多食用一些清热去火的蔬菜，芦笋正是蔬菜中的佳品。

百合炒芹菜

材料 芹菜500克，百合50克，红椒1个，姜汁适量。

调料 植物油、清汤、盐、白糖、料酒、味精、水淀粉、蚝油各适量。

做法

1. 芹菜择洗干净，切成长段；百合洗净，泡发；红椒洗净，切段。

2. 锅内倒油烧至六成热，放入芹菜段、红椒段翻炒，加入料酒、清汤、盐、姜汁煨透；加入白糖、味精、百合翻炒均匀，放入蚝油炒匀，用水淀粉勾芡即可。

银芽豌豆苗

材料 豌豆苗150克，绿豆芽100克。

调料 盐、醋、香油各适量。

做法

1. 豌豆苗洗净，绿豆芽择洗干净，掐去两头，分别焯水，过凉，沥水。
2. 将豌豆苗、绿豆芽与盐、醋、香油拌匀即可。

功效解析 豌豆苗含钙、B族维生素、维生素C和胡萝卜素，有利尿、止泻、消肿、止痛和助消化等作用。春季食用，可有效清除内火。

番茄炒菜花

材料 菜花350克，番茄50克，葱末、姜末各适量。

调料 番茄酱、白糖、醋、盐、料酒、味精、水淀粉、香油、植物油各适量。

做法

1. 菜花洗净，掰成小块，入沸水中焯一下，捞出，沥水备用。
2. 番茄洗净，切成小块。
3. 炒锅内倒入植物油烧至五成热，炒香葱末、姜末，烹入料酒，加入番茄酱、白糖、盐、醋、番茄块、菜花块略炒，调入味精，用水淀粉勾芡，淋上香油即可。

功效解析 菜花中含有丰富的维生素C，可增强肝脏解毒能力，并能提高机体的免疫力，可防止感冒和坏血病的发生。

素焖四季豆

材料 四季豆300克，冬笋条100克，葱末、姜末、蒜末各适量。

调料 植物油、香油、盐、水淀粉、味精各适量。

做法

1. 四季豆洗净，切段。

2. 锅内倒入植物油烧热，放入葱末、姜末、蒜末炝锅，放入四季豆段、冬笋条煸炒，再加盐煮沸，用中火焖熟，待汤浓时，加少许味精调匀，再用水淀粉勾芡，出锅时滴少许香油即可。

功效解析 四季豆有调和脏腑、安养精神、益气健脾、消暑化湿和利水消肿等功效，春季食用，可调五脏，舒肝气。

茼蒿炒鸡肉

材料 茼蒿秆段200克，鸡肉丝250克，枸杞子15克，香菇丝50克，葱末、姜末各适量。

调料 盐、味精、白糖、料酒、植物油、胡椒粉、淀粉各适量。

做法

1. 鸡肉丝用盐、料酒、淀粉拌匀备用。
2. 锅内倒入植物油烧热，将鸡肉丝快速滑炒变色，放入茼蒿秆段翻炒，捞出备用。
3. 锅留底油烧热，炒香葱末、姜末，放入鸡肉丝、茼蒿秆段、香菇丝、枸杞子翻炒，用盐、白糖、胡椒粉、味精调味即可。

功效解析 茼蒿气味芬芳，可以消痰开郁，避秽化浊，是去肝火的佳蔬。

荠菜春笋煲

材料 荠菜末50克，春笋块200克，葱花、姜末各适量。

调料 料酒、盐、味精、鲜汤、植物油各适量。

做法

1. 锅置火上，倒入植物油烧热，放入葱花、姜末、荠菜末煸香，加入春笋块略炒。
2. 将料酒、鲜汤放入沙锅烧沸，将炒好的荠菜末和春笋块放入沙锅中，再煮 5 分钟，加入盐、味精调味即可。

功效解析 荠菜与春笋都是春季时令佳蔬，二者同食，对肝虚有热、眩晕头痛、眼睛干涩有很好的食疗功效。

▶金针菇油菜猪心汤

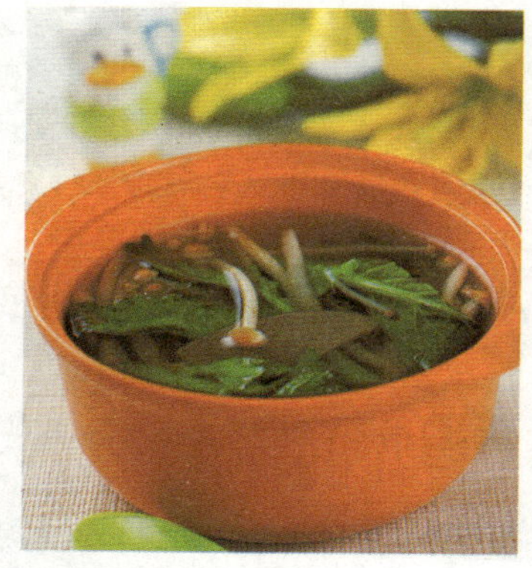

材料 金针菇100克，鲜猪心1个，小油菜50克。

调料 盐适量。

做法

1. 猪心洗净，对剖，放入沸水中焯一下，去血水，捞出，洗净。
2. 小油菜、金针菇均洗净。
3. 将猪心块放入水中，大火煮沸后转小火煮约25分钟,取出,切成薄片。
4. 锅中加水，放入猪心片、金针菇、小油菜煮沸，加盐调味即可。

功效解析 咽痛发干，是春季人们最常出现的“上火”症状之一。多喝此汤能较好地调理肝火上炎引起的各种症状。

▶五色蔬菜汤

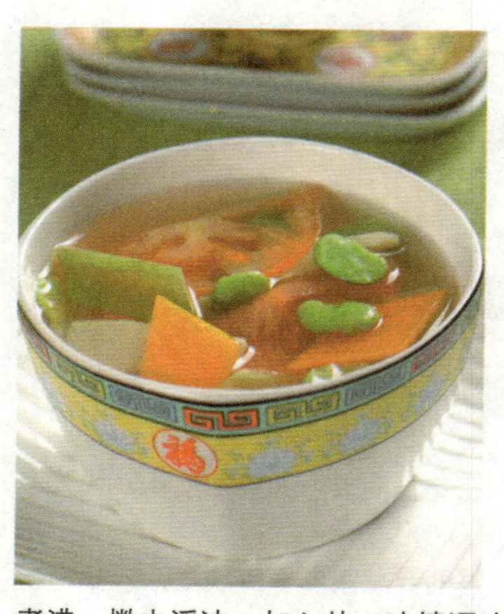

材料 南瓜片、春笋片、番茄片、蚕豆瓣、莴笋片各50克，葱段、姜片各适量。

调料 料酒、盐、味精、清汤、植物油各适量。

做法

1. 锅置火上，倒入植物油烧热，放入葱段、姜片煸香。
2. 锅中加入清汤、料酒、南瓜片、春笋片、番茄片、蚕豆瓣、莴笋片煮沸，撇去浮沫，加入盐、味精调味，拣去葱段、姜片，起锅即可。

功效解析 这五种蔬菜都是清肝平热的佳蔬，搭配在一起色彩缤纷，令人食欲大增。

杏仁山药汤

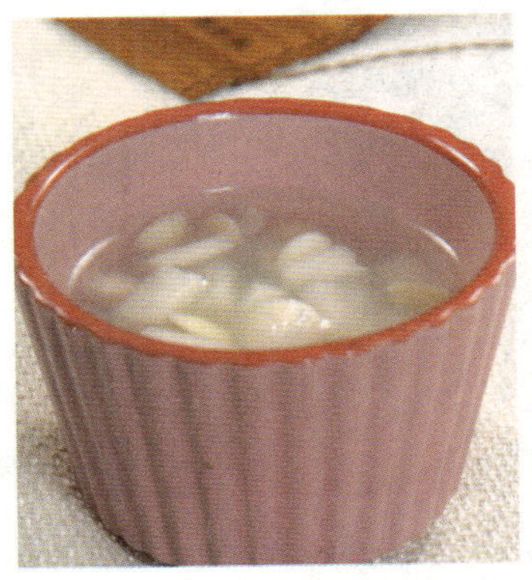

材料 杏仁100克，山药250克。

调料 白糖适量。

做法

1. 杏仁反复用水冲洗干净；山药洗净，去皮，切成长3厘米的段。
2. 锅置火上，倒入适量清水煮沸，放入山药段、杏仁，大火煮沸后转小火煮至山药段、杏仁均熟，加白糖煮1分钟即可。

功效解析 杏仁具有祛痰止咳、平喘、润肠等功效；而山药含有淀粉酶、多酚氧化酶等物质，有利于脾胃消化吸收。

三丝豌豆苗汤

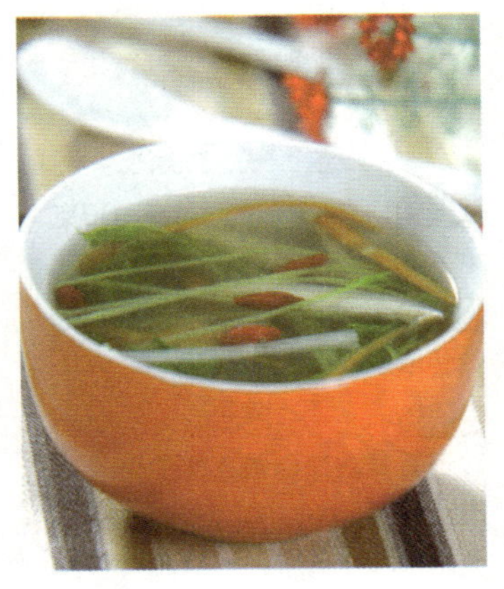

材料 竹笋100克，胡萝卜50克，豌豆苗、鲜香菇各25克，枸杞子少许，姜末适量。

调料 高汤、香油、料酒、盐、味精各适量。

做法

1. 竹笋、胡萝卜、香菇均洗净，切丝，分别入沸水锅中焯熟，捞出；豌豆苗择洗干净，入沸水略焯，捞出，沥干；枸杞子泡洗干净。
2. 将竹笋丝、胡萝卜丝、香菇丝和豌豆苗放入大汤碗内。
3. 锅中倒入高汤烧沸，加入枸杞子、盐、料酒、姜末、味精煮沸，淋入香油，盛出，浇入已放好三丝豌豆苗的汤碗里即可。

功效解析 此汤清爽利口，去热除燥，助消化，美白润肤。

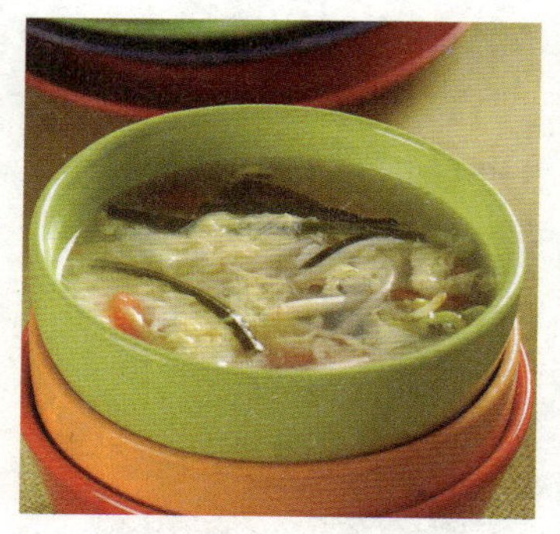

海带什蔬汤

材料 海带丝、滑子菇、黄豆芽各100克，鸡蛋、番茄各1个，葱末适量。

调料 盐、鸡精、胡椒粉、香油各适量。

做法

1. 番茄、黄豆芽、海带丝均洗净，番茄切块；鸡蛋打散。
2. 锅内倒入水烧沸，放入海带丝、滑子菇，大火炖3分钟；加入胡椒粉、鸡精、盐调味，放入黄豆芽；待黄豆芽煮熟，倒入鸡蛋液、番茄块，撒上葱末，淋香油即可。

功效解析 海带味咸，性寒，是化痰、消炎、平喘、排毒、通便的理想排毒食物。多喝此汤可促进体内致热物质从尿、汗中排泄，缓解春季上火易产生的温燥多痰症状。

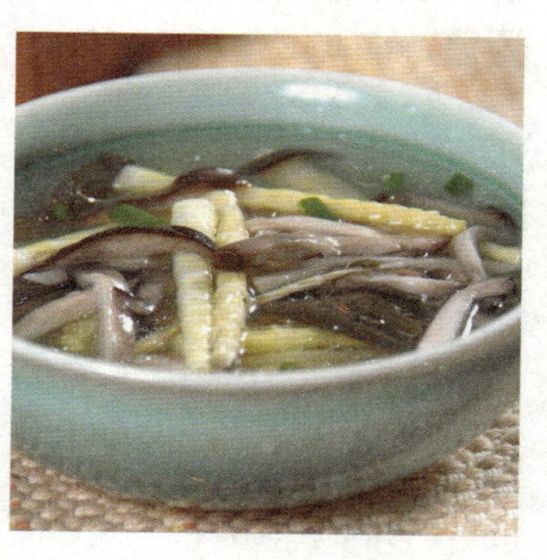

香菇莼菜汤

材料 干香菇5个，莼菜100克，去皮冬笋尖50克，葱花适量。

调料 清汤、味精、香油、料酒、盐各适量。

做法

1. 干香菇洗净，放入水中泡发，捞出，去蒂，切为细丝；莼菜洗净；冬笋尖洗净备用。
2. 汤锅放在火上，加清汤及浸泡香菇的滤汁大火煮沸，烹入料酒，放莼菜、香菇丝、冬笋尖煮沸，加盐、味精调味，淋上香油，撒上葱花即可。

功效解析 莼菜具有清热、利水、消肿、解毒的功效；冬笋清肝明目；香菇化痰理气。三者搭配煮成汤，去火功效十分明显。

干贝小白菜汤

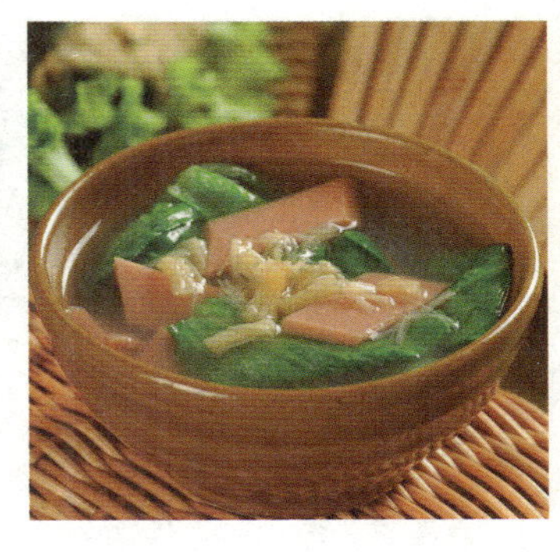

材料 小白菜300克，干贝、熟火腿各50克，葱段、姜片各适量。

调料 料酒、盐、鸡精、清汤、白胡椒粉、植物油各适量。

做法

1. 小白菜择洗净，逐片掰开，焯水，过凉，沥干；干贝洗净，用温水泡软；火腿洗去油腻，切薄片。
2. 锅内倒植物油烧至六成热，炒香葱段、姜片，放入干贝、火腿片、料酒略炒，倒入适量清汤，大火烧沸，放小白菜，小火煮 5 分钟，加入盐、鸡精、白胡椒粉调味即可。

功效解析 小白菜具有清热除烦，行气化瘀，消肿散结，通利胃肠等功效。体内热重，常感唇舌干燥，易产生牙龈肿痛的朋友，可多吃小白菜，能逐渐消除内火。

丝瓜猪肝瘦肉粥

材料 丝瓜30克，鲜猪肝40克，猪瘦肉50克，大米80克，姜片、香菜段各适量。

调料 盐、味精、高汤各适量。

做法

1. 丝瓜去皮，洗净，切小块；大米洗净，用水浸泡 30 分钟。
2. 猪肝、猪瘦肉分别洗净，切薄片，用少许盐腌渍 10 分钟。
3. 锅置火上，放入高汤、大米，大火煮沸后加入猪瘦肉片、姜片，转小火熬煮 30 分钟，加入猪肝片、丝瓜块煮 15 分钟至粥烂，加盐、味精调味，撒上香菜段即可。

功效解析 丝瓜味甘，性凉，有清热利肠、凉血解毒、活络通经等功效，是春季清肝火的佳品。

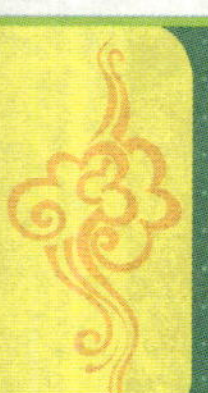

夏季属火，要防心火

夏季气候特征

夏季是一年中气温最高的季节，也是一年中天气变化最剧烈、最复杂的时期，既有内陆地区的干燥酷热，又有沿海地区的潮湿闷热。夏季因地域、干湿环境的不同，或炎热干燥，或湿热多雨。

夏季气候的特点

中国夏季高温多雨，大部分降雨集中在此时。据统计，在某个时期内，北京全年降水量约为570毫米，而夏季降水量达423毫米，占全年降水量的74%。7月下旬和8月上旬常常是大雨和暴雨的集中期。各种灾害性天气，如雷电、冰雹、暴雨、大风、洪涝、干旱、台风等也多发生在夏季。

夏季气候与生命的关系

夏季生物的活动进入高峰期。充足的光照和适宜的温度提供了植物生长所需的必要条件，病菌繁殖快，蚊虫活跃，易引发各种传染病。

夏季为何易上心火

中医认为，“心”地位高于“脑”，主管情感、意识，有“心神”之称。“心神”要潜藏在心血里，是以“心血”之阴，敛“心神”之阳，要防止它变成“心火”，浮越出去。

夏季是一年中阳气最旺的季节，高温会影响人体内的阴阳平衡，使人火气大，情绪焦躁。中医认为心气与夏气相通，心主火，而夏季又主热，火与热两者同气相求，心火就会上炎，出现一些火热的症状。同时，由于夏季也是新陈代谢最旺盛的季节，体内消耗的能量多，血液循环加快，出汗也多，心脏负担加重，易耗伤心气，从而引发心火，表现出心火过旺的各种症状。

心火过旺有哪些表现

心火旺盛一般会出现口腔溃疡、多梦、急躁、小便赤黄、便秘等症状。儿童可表现出多动、烦、急、不安等。此外，南方夏季湿热的气候易使脾胃湿气过重，给人体带来不适。心火过旺可分为实火、虚火两种。

❶实火多由邪热内蕴，痰火内郁或情志所伤，五志过极化火而致。主要为反复口腔溃疡、口干、小便短赤、大便秘结、面赤、发热、舌红绛苔黄、脉滑数、心烦易怒等症状。

❷虚火多因劳累过度，耗伤心之阴血，形成阴阳失衡，阳气偏亢所致。主要为易疲劳、消瘦、低热、盗汗、心烦、口干、大便干结、小便短黄、舌红、舌苔少、脉细数等症状。

心火过旺易生哪些疾病

心火过旺易导致人的情绪波动，使人烦躁易怒，严重影响睡眠质量；机体的消耗增大，胃肠动力降低，食欲减退。在高温环境下，人体会因出汗多，导致体内必需的微量元素流失和电解质失衡，若不注意饮食调养，会带来很多健康问题。心火过旺易引发心悸、失眠、多梦、牙痛、腮帮子肿、口腔溃疡、鼻出血、舌尖长疱、尿黄灼热等疾病。

婴幼儿心火旺有哪些表现

如果孩子平时睡觉有规律，且睡眠质量良好，进入夏季，则出现不易入睡，入睡后睡不安稳的情况，可能是心火肝热所致。

心火肝热的症状

▶睡不安稳

“心火肝热”体质的孩子特征非常明显，会出现入睡困难，即使入睡，后半夜也会睡不安稳，频繁变换睡姿和位置，甚至会恍惚地坐起来，换个位置躺下再睡。在睡觉过程中不仅易出汗，还会打呼噜、咬牙齿、做梦，并受梦境惊吓而醒。这类孩子还喜欢趴着睡觉。

▶怕热，踢被子

心火肝热的孩子特别怕热，在睡着时很容易踢被子、掀衣服，把肚子露出来。对于有生活自理能力的孩子，他们在睡到半夜时会自己把衣服脱掉，很容易着凉。父母对这种体质的孩子应多加照顾，不要给他们盖太厚的被子，并注意其腹部保暖。

▶性急，暴躁

受心火过旺、心火上炎的影响，孩子性格比较急躁，容易发脾气，不听话，倔强。

▶舌红、掌红

有心火肝热体质的孩子，察看其舌头可看到舌头、嘴唇偏红，就连掌心都偏红，且有口臭、大便秘结等症状，同时此类孩子还比较挑食、偏食，食欲不振，身体消瘦。

应对措施

可给孩子煎煮以下具清心平肝效果的茶疗方，能有效清除心火，疏肝理气。

▶六一散茅根茶

材料 六一散20克，茅根30克。

做法 将其放入沸水锅中煎煮后，倒出凉凉，当凉茶喝。

功效 可消暑气。

▶钩藤淡竹叶茶

材料 钩藤、淡竹叶各10克。

做法 将其放入沸水锅中煎煮后，倒出凉凉，当凉茶喝。

功效 可清心平肝，肠胃不佳的孩子也可以饮用。

科学饮食防心火

●苦味食物入心降泄心火

▶解密苦味食物降心火的原理

所谓“苦入心”，是指苦味食品可入心经而降泄心火。现代研究也证实，苦味食品确有这样的奇效。苦味食物如莴笋、芹菜、生菜、芥蓝、苦瓜、苜蓿、萝卜叶、大头菜、百合、白果、杏仁等含有丰富的生物碱、氨基酸、苦味素及维生素等，具有消暑、退热、除烦、提神的作用。此外，茶叶、咖啡、啤酒等带有苦味的饮料也有类似作用。

由于夏季心火当令，大多数人会出现心火过旺而肾气不足的症状，因此夏季应多吃具有降泄心火的苦味食物。心火去除，心神自然会安稳下来。

▶吃苦味食物的注意事项

吃苦味食物虽能让你远离“心火”困扰，但也不可过食或长期食用，否则极易损伤脾胃，引起恶心、呕吐等不适。同时由于苦味食物能够化燥伤阴，会损伤人体阴液，老人以及消瘦、手足心热、午后低热、夜间盗汗等阴虚体质者，应慎食具清苦降火作用的食物及茶叶。

夏季去心火明星食材推荐

推荐食材	去火理由	备注
牛奶	牛奶性微寒，具滋阴、解热毒、去心火的作用，且牛奶中含有70%左右的水分，能够补充因夏季大量出汗所损失的水分	注意不要将牛奶放入冰箱中冻成冰块食用，以免破坏牛奶中的营养成分
草莓	草莓性平，味酸、甘，能消暑、解热、除烦	要清洗干净
西瓜	西瓜性凉，味甘甜，适当多吃可去除心火，避免因天气炎热而导致的心烦意乱。同时西瓜中含有丰富的钾盐，能弥补因出汗所致的体内钾盐缺乏	注意西瓜放入冰箱不要超过3个小时
大豆	大豆不仅具有滋阴、去心火的作用，还能补充因高温而导致的大量蛋白质的消耗	烹煮前要浸泡，以提高营养吸收率
番茄	番茄不仅营养丰富，而且具有清热解毒、清心去火的作用	要熟透才能吃
莲子	《本草纲目》记载，莲子“清心去热”“除烦热、清心火、养心安神”，对于心火内炽所致的烦躁不眠具有较好的效果	烹煮前要浸泡
百合	百合微寒无毒，可补虚清心、除烦安神，用百合、银耳、玉竹煮的甜汤，具有清心养阴的作用	要选择优质干百合，效果更好

● 去心火的健康饮食法

▶适当吃些清淡寒凉的食物

夏季宜食梨、西瓜、荸荠、苹果、柚子等新鲜可口、清淡寒凉的应季蔬菜和时令水果。还可食用莲子汤、荷叶粥、豆浆、玉米糊、绿豆粥、山药绿豆汤、冬瓜排骨煲、百合绿豆汤等汤羹，有助于消渴生津、清热解暑。

▶适量吃些酸性食物

夏季可吃些含有醋酸、柠檬酸、酒石酸、苹果酸的酸性食物，如番茄、柠檬、草莓、葡萄、山楂、芒果、猕猴桃等酸性水果以及酸奶等，可敛汗去湿、生津解渴、健脾开胃、杀菌防病，增强胃液杀菌能力，并提高人体对钙、磷等元素的吸收。

▶适量吃些清热利湿的食物

炎热的夏季，吃一些清热的食物，如西瓜、苦瓜、鲜桃、乌梅、草莓、番茄、绿豆、黄瓜，可消除炎热，降低体温，去除心火。

▶要适当补充维生素

维生素能够提高人体的耐热能力和体力，可适当多吃富含维生素 B_1、维生素 B_2、维生素 C、维生素 A、维生素 E 的食物。富含 B 族维生素的食物有：粮谷类、豆类、动物肝脏、瘦肉、蛋类等。富含维生素 C 的食物有：番茄、西瓜、杨梅、甜瓜、桃、李子等。

▶增加水分的摄入

多喝水不仅能够补充体内失去的水分，还能解除口渴，降低体温，去除心火。但在饮水时注意要少量、多次饮用，这样不仅能够使机体排汗速度减慢，减少人体水分蒸发量，还能避免水中毒。

▶远离热性食物

并不是所有的水果都有生津止渴、清降心火的作用，有些水果为热性水果，如荔枝、橘子、菠萝、桂圆、石榴等，多吃反而会增加心火。

●值得推荐的降心火中药

心火旺者可常喝竹叶、甘草、灯芯草、黄连、莲子芯、生地黄、麦冬煮成的茶饮，具有清心泻火的作用；对有低热、盗汗、心悸心烦、失眠健忘、口干、舌尖红等虚火症状者应食用莲子大米粥，或者用生地黄、麦冬、五味子各适量泡茶饮用；对有反复性口腔溃疡、口干、小便短赤、心烦易怒、舌尖红等实火症状者，可服用导赤散或牛黄清心丸。

不上火的夏季食养妙方

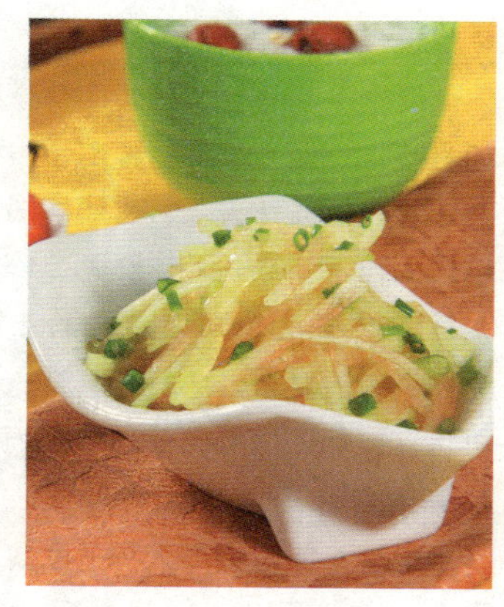

凉拌西瓜皮

材料 西瓜皮200克，葱花适量。

调料 香油、白糖、盐、鸡精各适量。

做法

1. 将西瓜皮去青皮、红瓤，洗净，切成条，入沸水焯熟，捞出沥水。
2. 将西瓜皮条、香油、葱花、白糖、盐、鸡精搅拌均匀即可。

功效解析 西瓜皮含有丰富的糖类、矿物质、维生素，具有清热解毒、利尿消肿等功效，十分适合夏天清暑热。

柠檬瓜条

材料 黄瓜2根，红椒块适量。

调料 柠檬汁、白糖、盐各适量。

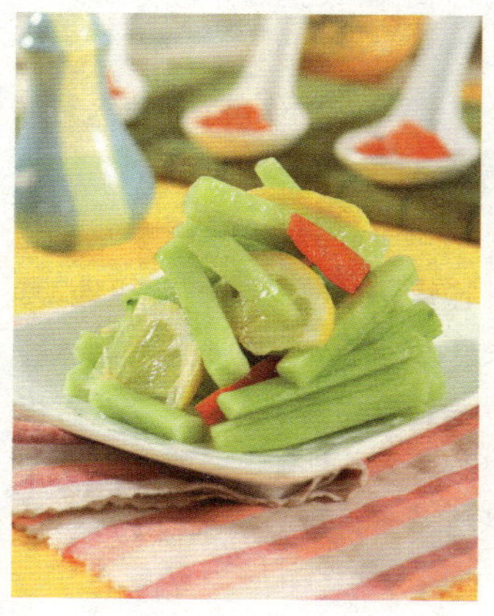

做法

1. 黄瓜洗净，用小刀削去皮后，切成瓜条，放入盘中，撒少许盐腌渍片刻。
2. 柠檬汁、白糖同放碗中，待糖溶化后拌匀成料汁备用。
3. 瓜条取出洗去盐分，沥干水后放入盘中，将配好的料汁倒入盘中调味，放入红椒块即可。

功效解析 味甘性凉，有清热、利水、解毒的功能，集果蔬、药用价值于一身，是夏季消暑解热的佳蔬。

▶酒香水果拼盘

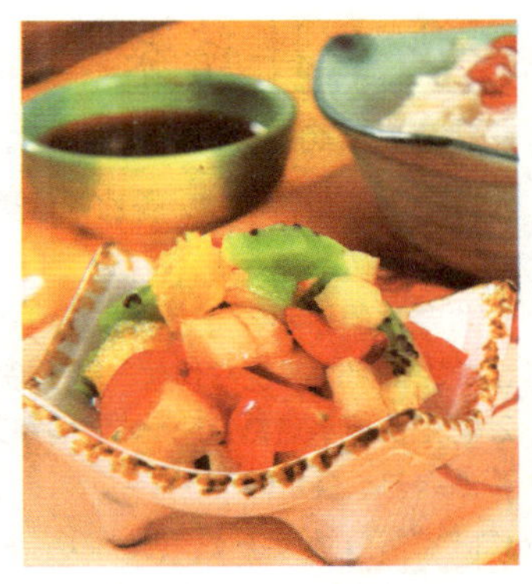

材料 菠萝、苹果、猕猴桃、香蕉各50克，圣女果8个，樱桃若干。

调料 白葡萄酒1杯，白糖少许。

做法

1. 将菠萝去皮，取肉，放入淡盐水中浸泡；苹果洗净去皮；猕猴桃、香蕉去皮备用；将菠萝肉、苹果、猕猴桃、樱桃、香蕉切成大小适中的丁，圣女果洗净切瓣。
2. 将所有材料(除樱桃丁)加入白糖和白葡萄酒拌匀，包上保鲜膜放入冰箱。
3. 1小时后从冰箱取出，放入樱桃丁即可。

功效解析 实热体质的人夏天代谢旺盛，交感神经占优势，出汗多，经常脸色通红、口干舌燥、易烦躁、容易便秘，可以适当多吃一些苹果、猕猴桃、香蕉等寒性、平性的水果。

▶姜汁四季豆丝

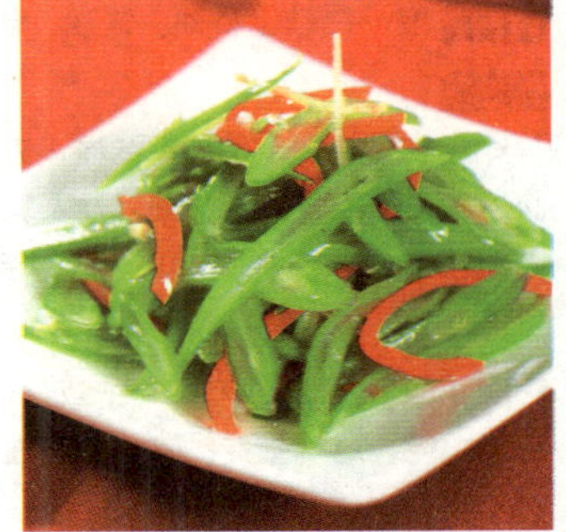

材料 四季豆500克，姜丝20克，红椒丝适量。

调料 盐、植物油、辣椒油、白糖、味精各适量。

做法

1. 四季豆择洗干净后沥干水分，放入沸水锅中煮熟，捞出后沥干水分，切成丝，放入盆内备用。
2. 炒锅置火上，倒入植物油，烧热后倒入姜丝，炸出香味，捞出姜丝，将油倒在四季豆丝上，加红椒丝、盐、辣椒油、白糖、味精拌匀即可。

功效解析 四季豆富含胡萝卜素、B族维生素、钙、蛋白质和多种氨基酸，能增进食欲，夏季多吃有消暑的作用。

▶花生拌芹菜

材料 芹菜400克，花生仁100克，姜、蒜各适量。

调料 盐、醋、味精、香油各适量。

做法

1. 将芹菜的根和叶片去掉，只留茎，洗净后切段，入沸水中焯一下，捞出凉凉备用；姜洗净切丝；蒜洗净切末。

2. 花生仁用水煮熟，倒入焯好的芹菜段中，加上姜丝、蒜末、盐、醋、味精、香油调匀，盛盘即可。

功效解析 夏天炎热干燥，人们往往感到口干舌燥，气喘心烦，身体不适，常吃些花生拌芹菜有助于清热解毒，祛病强身。

▶海蜇皮拌鸭条

材料 水发海蜇皮2张，烤鸭肉80克，蒜末、姜丝、姜片、辣椒、葱段各适量。

调料 醋、白糖、香油、酱油、盐、料酒各适量。

做法

1. 鸭肉去骨，切条；辣椒洗净，去蒂、子，切丝；海蜇皮洗净，切粗丝；将醋、白糖、香油、酱油、盐及蒜末拌匀成调料。

2. 海蜇皮丝入沸水中，加葱段、姜片及料酒煮熟，捞出海蜇皮丝过凉，盛入盘中，加入鸭肉条、辣椒丝及姜丝，淋上调料即可。

功效解析 《本草纲目》记载，海蜇有清热、解毒、化痰软坚、降压消肿等功能，对气管炎、哮喘、高血压、胃溃疡等症均有疗效。

▶番茄炒鸡蛋

材料 番茄300克，鸡蛋2个。

调料 胡椒粉、植物油、盐各适量。

做法

1. 番茄洗净去皮，切成小块；鸡蛋打散，加盐搅匀备用。
2. 炒锅内倒入植物油烧热，放入蛋液，炒至凝结成块，盛出备用。
3. 炒锅置大火上，倒油烧热，将番茄块倒入锅中，大火炒至出汁时加入适量盐、胡椒粉炒匀，然后放入炒好的鸡蛋翻炒均匀即可。

功效解析 番茄味甘、性平，具有清热解毒、滋阴凉血、解暑止渴的作用。

▶青椒炒茄丝

材料 茄子300克，青椒150克，红椒100克，葱丝、姜丝各适量。

调料 醋、白糖、盐、味精、香油、植物油各适量。

做法

1. 将茄子洗净，切成细丝，用盐腌渍，沥水；青椒、红椒洗净，去蒂及子，切成细丝。
2. 锅内放入植物油烧热，下入葱丝、姜丝爆香，下入青椒丝、红椒丝、茄丝翻炒片刻，加入盐、醋、白糖翻炒至熟，加入味精调味，出锅前淋入香油即可。

功效解析 夏天常心火大、痰热、大便干燥，茄子具有清热解毒的作用，可预防夏季高发病。茄子还能通络散瘀、消肿止痛，可缓解热毒口疮、皮肤溃疡。

▶辣炒空心菜梗

材料 空心菜梗500克，葱段、姜片、蒜片、干红辣椒段各适量。

调料 盐、味精、植物油各适量。

做法

1. 将空心菜梗洗净切段，放清水中浸泡一会儿，捞出沥干。
2. 锅置火上，倒入植物油烧至五成热，放入葱段、姜片、蒜片、干红辣椒段炝锅，放入空心菜梗段翻炒至八分熟，加入盐炒入味，加味精调味即可。

功效解析 空心菜是润肠通便、清热凉血、疗疮解毒的佳蔬，尤其适合肠燥便秘者食用。

▶苦瓜炒猪肝

材料 苦瓜125克，鲜猪肝250克。

调料 料酒、酱油、香油、盐、味精、植物油各适量。

做法

1. 苦瓜洗净，去瓤、子，切片，放入盐水中腌渍 5 分钟。
2. 猪肝洗净，切薄片，加料酒、盐腌渍 10 分钟，焯水，沥干。
3. 炒锅置火上，倒入植物油烧热，放入猪肝片炒至变色，投入苦瓜片翻炒几下，放入酱油、盐略炒，加入味精调味，淋香油即可。

功效解析 苦瓜味苦性寒，有清热解毒、清心消暑、明目降压之功效，对中暑、痢疾、恶疮等有防治作用。

▶清炒藕片

材料 莲藕300克，葱花适量。

调料 盐、味精、植物油、白糖各适量。

做法

1. 莲藕刮去皮，洗净，切薄片。
2. 锅中放入适量植物油烧热，下入葱花爆香，然后放入藕片翻炒。
3. 待藕片将熟时加入少许盐、白糖、味精调味即可。

功效解析 莲藕味甘、性平寒，有清热生津、除暑热、凉血、止血、润肺止咳等作用。

▶丝瓜炒鸡蛋

材料 丝瓜250克，鸡蛋2个。

调料 植物油、盐各适量。

做法

1. 丝瓜去外皮，洗净切片；鸡蛋磕入碗内，搅拌均匀。
2. 炒锅置火上，倒入植物油烧热，倒入鸡蛋液，炒至蛋液凝固，盛出备用。

3. 锅内留底油烧热，下入丝瓜片炒软，待熟时下入炒好的鸡蛋，调入盐即可。

功效解析 丝瓜味甘性凉，是“清热解毒”的好菜品，与鸡蛋同食，是夏季消暑养心的绝好食疗方。

西芹百合炒草莓

材料 西芹400克，草莓200克，百合100克，蒜末适量。

调料 植物油、盐、味精、水淀粉各适量。

做法

1. 将西芹洗净，切菱形片；百合去蒂剥开，用清水稍泡2分钟，洗净泥沙；草莓去蒂洗净，切成片。
2. 锅内倒水烧沸，加入少许盐，下入西芹片、百合焯至断生，捞出沥干水分。
3. 炒锅置火上，倒入植物油烧热，下蒜末炒香，再加入草莓片、西芹片、百合，放入盐翻炒均匀，调入味精，用水淀粉勾芡，出锅装盘即可。

功效解析 西芹、百合和草莓都能清暑热、去心火、除烦躁。

清爽西蓝花

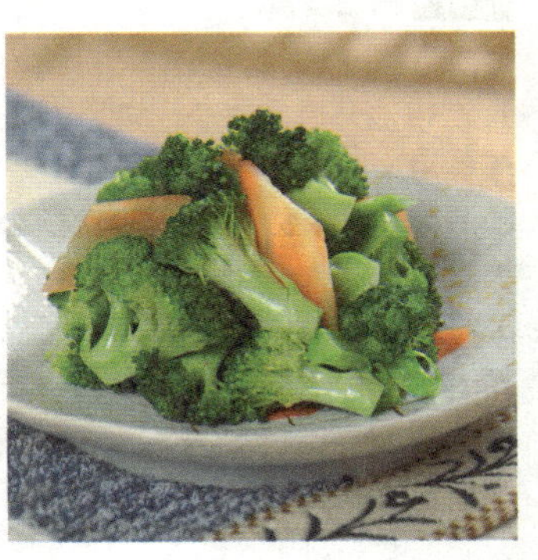

材料 西蓝花300克，胡萝卜20克。

调料 盐、胡椒粉、鸡精、香油各适量。

做法

1. 西蓝花洗净，掰成小块，用沸水焯一下取出，过凉。
2. 胡萝卜洗净，刮去皮，切成均匀的菱形片备用。
3. 将焯过的西蓝花块沥去水分，放入适量盐、胡椒粉、鸡精拌匀装盘，上面放胡萝卜片点缀，淋上香油即可。

功效解析 西蓝花有润喉、开音、清肺、止咳的功效，与胡萝卜一起凉拌，不仅营养丰富，消暑解热效果也很好。

芹菜香菇炒墨鱼

材料 干香菇15克，芹菜150克，墨鱼肉200克。

调料 植物油、料酒、盐、味精各适量。

做法

1. 干香菇泡发，去蒂，洗净切丝；芹菜洗净，切成段。
2. 锅中加水，煮沸后倒入料酒，将墨鱼肉煮1分钟，捞出，切丝。
3. 锅烧热，放入植物油烧至八成热，放盐、芹菜段翻炒，然后放香菇丝、墨鱼丝翻炒至熟，撒上味精拌匀即可。

功效解析 芹菜和香菇是家常菜的常见搭配，夏天容易上火长痘痘的朋友，不妨多吃。

海带绿豆粥

材料 海带、绿豆各30克，大米100克。

调料 白糖适量。

做法

1. 海带泡开后，洗净，切片；绿豆浸泡约2小时；大米淘洗干净，沥干备用。
2. 海带片、绿豆、大米一同放入锅中，加入适量水大火煮沸，然后转小火熬至熟烂。
3. 将熟时加入少许白糖调味即可。

功效解析 海带味咸、性寒，具有化痰、软坚、清热降血压的作用；绿豆味甘，性寒，清热解毒、消暑、利尿。两者搭配，无论煮粥还是煲汤，都是夏天清凉解暑的佳品。

丝瓜粥

材料 大米50克，丝瓜1根，虾米20克。

调料 盐、胡椒粉各适量。

做法

1. 大米洗净，加水浸泡约 20 分钟，捞出放入锅中，加入适量水大火煮沸，然后改小火熬煮。
2. 丝瓜削皮后洗净，切片；虾米泡软。二者一同放入粥内煮至熟软。
3. 加入少许盐、胡椒粉拌匀即可。

功效解析 夏季常见的瓜类蔬菜中最能清凉解热的当数丝瓜，《本草纲目》记载，丝瓜具有活血、凉血、通络、润肤、解毒、消炎等功效。

荷叶薏米陈皮粥

材料 薏米、大米各30克，荷叶、陈皮各10克。

调料 白糖少许。

做法

1. 陈皮、薏米、大米分别洗净，薏米浸泡 2 小时，大米浸泡半小时；荷叶洗净，切碎备用。
2. 将薏米、大米在沸水锅中同煮 30 分钟，加入陈皮转中火煮 10 分钟后再加入荷叶碎，继续中火煮 5 分钟，依据个人口味加入白糖调味即可。

功效解析 夏季湿气比较重，可多喝具有健脾去湿作用的薏米粥。再加一点荷叶和陈皮煮粥，清热解暑、养胃清肠、生津止渴的功效更好。

鲫鱼红小豆粥

材料 鲫鱼1条，红小豆60克，大米100克，葱末、姜末、蒜片各适量。

调料 料酒、盐、味精、香油各适量。

做法

1. 将鲫鱼剖洗干净，切成大块；红小豆、大米分别洗净后用清水浸泡约 1 小时。
2. 锅内加水适量，放入鲫鱼块、大米、红小豆、蒜片、葱末、姜末、料酒、盐同煮，待米熟烂后加入味精、香油调味即可。

功效解析 鲫鱼和红小豆是经典搭配，消肿去湿热的效果很好。

▶竹荪黄瓜汤

材料 黄瓜100克，竹荪150克，小白菜20克，姜片适量。

调料 盐、味精、高汤各适量。

做法

1. 将竹荪用清水浸泡4小时，取出洗净，切段；黄瓜洗净，切成片；小白菜择去黄叶洗净，切段。
2. 锅置火上，倒入高汤，大火煮沸，放入竹荪段、姜片，小火煮约半小时，放入黄瓜片、小白菜段继续煮3分钟，加盐、味精调味即可。

功效解析 黄瓜清凉爽口，还能防暑、降压、预防心脑血管疾病。

▶蛋花空心菜清汤

材料 空心菜200克，鸡蛋2个。

调料 植物油、清汤、盐、胡椒粉、香油、葱、姜各适量。

做法

1. 空心菜择洗干净，切段；鸡蛋磕入碗中打散；葱、姜分别洗净切丝备用。
2. 锅内放入植物油烧热，放入葱丝、姜丝炝锅，加入空心菜段略炒片刻，随即加入清汤大火煮至汤沸，改小火淋入蛋液，加盐、胡椒粉、香油即可。

功效解析 油炸辛辣食物吃多了，容易导致口角生疮、喉咙肿痛等身体不适，常喝此汤能很好地缓解这些上火症状。

▶南瓜绿豆汤

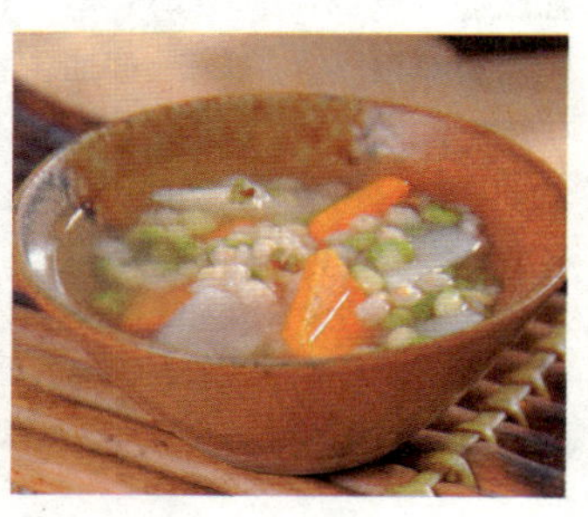

材料 南瓜450克，绿豆200克，山药50克，薏米30克。

调料 盐、味精、清汤各适量。

做法

1. 南瓜洗净，去皮，去瓤，切片；山药洗净，去皮，切片；绿豆、薏米洗净，泡约 30 分钟。

2. 锅置火上，倒入清汤，大火煮沸，放入绿豆、薏米、南瓜片、山药片，先用大火煮沸，再转小火慢炖至绿豆开花，加盐、味精调味即可。

功效解析 此汤清热解暑又爽口，减肥降血压。

凉拌双笋

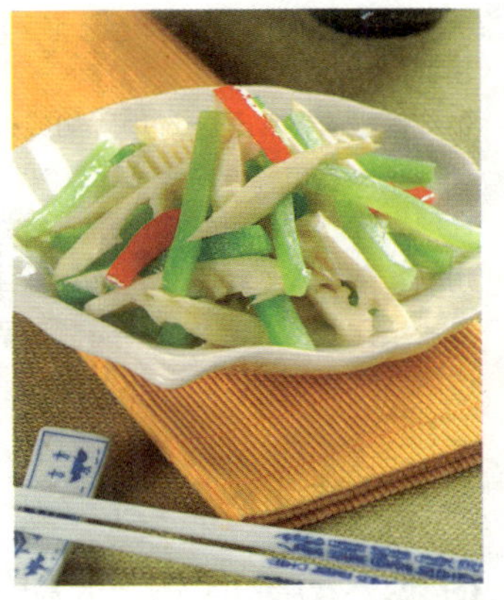

材料 莴笋条200克，竹笋尖350克，姜汁、红椒条各少许。

调料 盐、味精、香油各适量。

做法

1. 莴笋条用盐腌渍 5 分钟，取出，沥出水分；竹笋尖去壳及老硬部分，切条，入沸水煮约 10 分钟，捞出，凉凉。
2. 将莴笋条、竹笋尖条、红椒条、姜汁、盐、味精拌匀，淋上香油即可。

功效解析 莴笋和竹笋都可解毒去火，二者同食，清香爽口，开胃消暑。

荠菜炒百合

材料 荠菜200克，百合50克。

调料 植物油、白糖、盐各适量。

做法

1. 百合洗净，用清水泡发透；荠菜择洗干净，切成末。
2. 锅置火上，倒入植物油，大火烧至六成热，放入百合翻炒片刻，加入适量水，将百合炒熟，再加入荠菜末同炒，待百合稍烂时，加入白糖、盐调味即可。

功效解析 此菜营养丰富，芥菜清苦解热，百合化痰止咳，是夏季清热解暑的绝佳搭配。

▶芹菜鳕鱼

材料 芹菜、鳕鱼各150克，蟹肉棒50克。

调料 植物油、料酒、淀粉、盐、味精、葱末、姜末、红辣椒各适量。

做法

1. 鳕鱼洗净，切片，加盐、淀粉拌匀腌渍片刻；芹菜择洗干净，斜刀切成段。
2. 红辣椒去蒂、子，洗净，切成片；蟹肉棒切成片。
3. 炒锅倒入植物油烧热，炒香葱末、姜末，放入鳕鱼片、蟹肉片、芹菜段、红辣椒片，加入料酒、盐翻炒至熟，调入味精即可。

功效解析 芹菜富含膳食纤维和具有降压功效的营养素，鳕鱼中含有丰富的镁元素，二者同食，可预防夏季高发的高血压和心肌梗死等心血管疾病。

▶香菇炒笋片

材料 水发香菇100克，去皮莴笋50克，葱末、姜末、火腿各适量。

调料 盐、水淀粉、植物油各适量。

做法

1. 香菇、莴笋分别洗净，切成菱形片；火腿切片备用。
2. 锅内倒入适量植物油烧热，下葱末、姜末炒香，放入香菇片、火腿片、莴笋片煸炒 2 分钟，再放适量水，转小火略烧 3 分钟，加盐调味，用水淀粉勾芡即可。

功效解析 香菇形美味香，营养丰富，含有蛋白质、脂肪、维生素、钙、磷、铁等多种营养素，与清热去火的莴笋一起食用，美味又营养。

▶海带木耳菜汤

材料 木耳菜200克，海带60克，决明子10克，枸杞子5克，香菜段适量。

调料 盐、味精、高汤各适量。

做法

1. 木耳菜洗净；海带泡发，洗净，切丝；决明子、枸杞子均洗净。
2. 煲锅置火上，倒入高汤大火煮沸，放入海带丝、决明子、枸杞子，待汤汁再次煮沸，改小火煮至海带丝熟烂，加入木耳菜稍煮，加盐、味精调味，撒上香菜段即可。

功效解析 木耳菜的营养素含量极其丰富，尤其钙、铁等元素含量最高，有清热、解毒、滑肠、凉血的功效。

苦瓜藕丝

材料 苦瓜丝300克，藕丝150克，红椒丝、南瓜丝各10克，姜丝适量。

调料 盐、味精、白醋、白糖、植物油各适量。

做法

1. 锅内倒水烧沸，放入苦瓜丝、藕丝、红椒丝、南瓜丝，加点白醋，焯至断生。
2. 锅内倒入植物油烧热，下姜丝炒香，放入藕丝、苦瓜丝、红椒丝、南瓜丝，加盐、味精、白糖调味，翻炒均匀即可。

功效解析 苦瓜有清热去心火、解毒、明目、补气益精的作用；莲藕味甘，性平，有消炎化瘀、清热解燥、止咳化痰之功效。

青蒿绿豆粥

材料 青蒿5克，西瓜翠衣60克，鲜荷叶10克，绿豆30克，赤茯苓12克。

做法

1. 将青蒿（或用鲜品绞汁）、西瓜翠衣、赤茯苓均洗净，共煮沸，去渣取汁。
2. 绿豆洗净，与荷叶同煮为粥；待粥成时，将前面取的汁对入，稍煮即可。

功效解析 赤茯苓能清湿热、解毒利水。夏天喝此粥除暑热十分见效。

▶芥蓝二冬

材料 天门冬50克，银耳100克，冬瓜400克，胡萝卜200克，芥蓝300克。

调料 盐、白糖、高汤、姜汁、味精各适量。

做法

1. 将天门冬加水煎煮2遍，去渣，用药汁将银耳泡发，撕小朵。
2. 冬瓜去皮、瓤，切成条，用高汤煮熟软后捞出装盘，高汤中放入银耳，加盐、白糖、味精烧煮15分钟，捞出与冬瓜条一起装盘。
3. 胡萝卜洗净煮熟，加盐、白糖、姜汁、味精捣成泥，倒在冬瓜条、银耳上；芥蓝洗净切段，焯熟后摆放在盘子周围即可。

功效解析 芥蓝具有除邪热、解劳乏、清心明目的功效。现代营养学认为，芥蓝中含有一种独特的苦味成分奎宁，能抑制过度兴奋的体温中枢，起到消暑解热作用。

▶荷叶粥

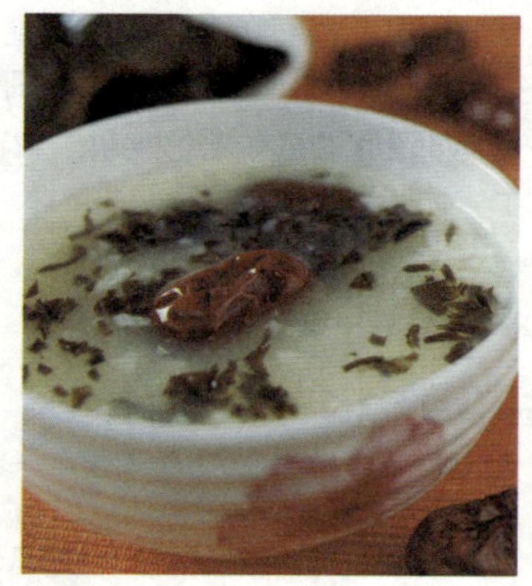

材料 荷叶1张，大米100克，红枣10克。

调料 白糖40克。

做法

1. 将荷叶切成块洗净；大米淘洗干净。
2. 将净沙锅置火上，注入1 000毫升清水，放入荷叶、大米、红枣。
3. 用中火烧沸，改用小火慢煮至米烂汤稠，表面没有粥油时，加白糖调味即可。

功效解析 荷叶性平，味苦涩，有解暑热、清头目、止血之功效。现代营养学也证明，荷叶含有荷叶碱、莲碱等成分，具有消暑解热、降脂减肥及良好的降压作用。因此，荷叶粥是夏天极佳的解暑食物。

▶银荷莲藕炒豆芽

材料 猪瘦肉、莲藕各50克，绿豆芽100克，金银花10克，荷叶3克。

调料 植物油、盐各适量。

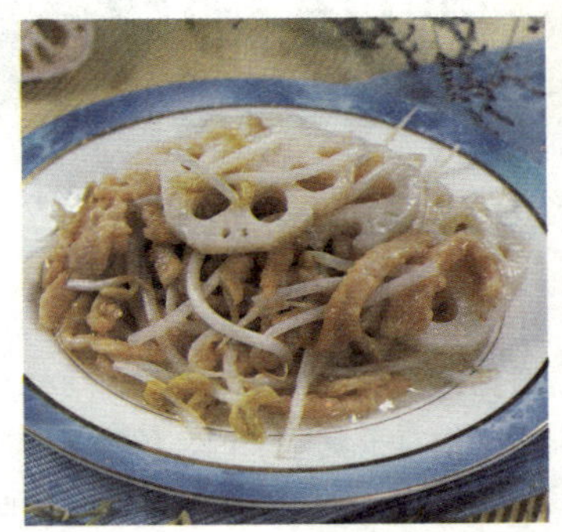

做法

1. 荷叶洗净，煎汁；将猪瘦肉洗净切丝；莲藕洗净切片；绿豆芽洗净。
2. 油锅烧热后放入肉丝，煸熟后盛出。
3. 用热余油煸炒藕片，边炒边加金银花、荷叶汁（约30毫升），至煎汁吸入藕片中。
4. 加入煸过的肉丝及绿豆芽，加少许盐，大火翻炒出锅即可。

功效解析 金银花自古被誉为清热解毒的良药，甘寒清热而不伤胃，芳香透达又可除邪。

▶清炖鸭块冬瓜

材料 鸭肉1 500克，冬瓜500克，葱段、姜片各适量。

调料 盐、味精、料酒各适量。

做法

1. 将鸭肉洗净切块，放在沸水锅内焯一下，捞出，冲去血沫；冬瓜洗净，削皮，切块。
2. 沙锅内放水煮沸，放入鸭（水没过鸭块）、葱段、姜片，煮沸后烹入料酒。
3. 继续煮到鸭块八成熟，再放入冬瓜块，待鸭块、冬瓜块都熟烂，放入盐、味精调味即可。

功效解析 夏季天气酷热，体内容易产生热毒，加上许多人出汗后爱喝冷饮，不小心过量就会导致水湿凝滞，削弱脾胃功能，饮用冬瓜汤，既能清热消暑，又能健脾养胃。

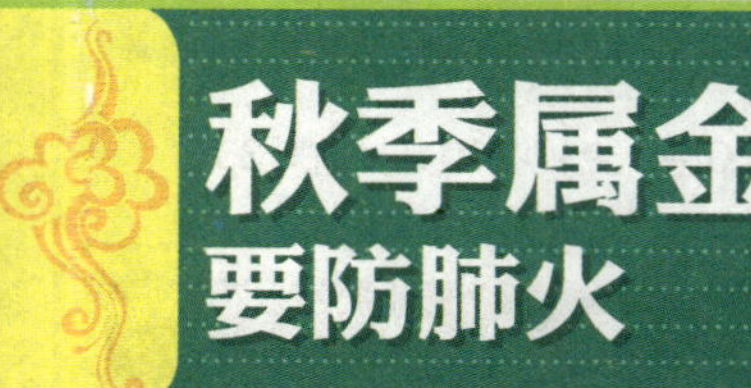

秋季属金，要防肺火

秋季气候特征

秋季是一年中的第三个季节，包括立秋、处暑、白露、秋分、寒露、霜降六个节气。

相对于夏季来说，秋季天气变化更明显。气温明显下降，雨水减少，风沙较大。早晚温差幅度增大，中午气温较高，紫外线强烈，下午 2 ~ 3 点紫外线最强。受地形影响，不同地区会出现阴冷多雨或干燥凉爽的状况。

秋季为何易上肺火

秋季风沙大，空气干燥，特别是北方，天气渐冷，人们的胃口渐好，食物油性增大，会吃些解馋的东西，俗称“贴秋膘”。这些热量高的食物为上火的原因之一。秋季属金，肺在五行中也属金。秋天是肺易出问题的季节，而秋燥也最易伤肺。所以秋天肺火会重，易导致肺部疾病。另外，情绪波动过大、受凉、伤风、嗜烟酒以及过食葱、姜、蒜、辣椒等辛辣食物，贪食羊肉、狗肉等肥腻食物都会使肺火加重。

肺火过旺有哪些表现

秋季肺火过旺主要表现为：身体发热、头晕；咳嗽无痰或痰黏黄，干咳时间较长，有时痰中带血；潮热盗汗、手足心热；午后两颧发红并伴有失眠、口干、咽喉干燥及肿痛、声音嘶哑、舌红嫩；鼻及鼻腔干燥、生疮；肺部不爽、感觉憋闷；大小便短频等。

秋季易被“寒包火”困扰

何谓“寒包火”

秋季天气忽冷忽热。如果天气比较热就会躲在冷气房里吹冷气，并且吃冷穿少，从而导致人体内的阳气外泄，抵抗力下降；再加上周围温度越低，人体内热就会越重，从内部侵害人体，影响人体各种功能的正常运作，扰乱人体的内在平衡，以致患上表寒里热型感冒。而晚秋天气较凉时，人们大多数会开暖气，这样非常容易使冷空气顺着出汗后张开的毛孔侵入人体，容易诱发感冒。另外，现代人压力大，生活节奏快，饮食不规律，运动少，过多难以消化的食物停留在人体内久不排出，形成积热，这就是“火”。

“寒包火”型感冒的症状

“寒包火”是典型的内热蕴于肺胃而外寒束表。“寒包火”感冒的症状为恶寒、高热、头痛、咽部干痛、咳嗽少痰等。

“寒包火”感冒的防治措施

从“寒包火”感冒的病因及症状可以得出食疗方案，即在进行散寒解表的同时，需要清热解毒、去肺火。可适当多饮梨汁、鲜苇根汁等入肺经、去肺火的食物。

在用药上应服用感冒合剂、清热解毒口服液等感冒药，要避免选择感冒清热颗粒、正柴胡颗粒等风寒型感冒药，以及银翘解毒丸、清开灵口服液等风热型感冒药。

平时，油腻、辛辣、黏滞食物要少吃，饮食要规律，要及时排便，以防止体内产生毒火，还应防止一冷一热情况的出现，可适量增减衣服。

肺火过旺易生哪些疾病

秋季气候多变，肺火易上炎，一些呼吸系统疾病如伤风感冒、慢性气管炎、支气管炎、急性或复发性哮喘等症时有出现，各种肠道疾病、胃病、脑卒中（中风）、意外损伤也逐渐进入高发时期。同时，由于人的抗病能力下降，一些慢性病随气温降低而加重。秋季白天变短会触及生物钟调节机制，甚至引发精神性疾病。此外，还有一些人对季节变换很敏感，易受气候支配，诱发消极情绪、灰色心理。

❶肠道传染病。有霍乱、伤寒、痢疾等。这类传染病经“粪－口”途径传播。通常是由于细菌或病毒污染了手、饮水、餐具或食物等。

❷呼吸道传染病。有流感、军团菌病、肺结核病等。这类传染病是由细菌和病毒通过空气传播或通过灰尘中的飞沫经呼吸道进入人体后导致发病。

❸虫媒传染病。有乙脑、疟疾、登革热、流行性出血热等。这类传染病是通过一些昆虫媒介，如蚊、螨、虱子、跳蚤等叮咬人体后传播。昆虫先叮咬病人，然后再叮咬健康人，导致发病。

科学饮食防肺火

利用腹泻清除肺火

由于肺经与大肠经相表里，大肠经的邪气极易进入肺经，肺经的邪气也极易表现在大肠经，因此可以用腹泻的方式来清理肺部的火气。

▶肺经是怎样联系大肠经的

虽然表面上看肺部和大肠相距较远，但其实二者有着非常密切的联系，肺部在人体中负责运化空气，大肠经在人体中负责传给食

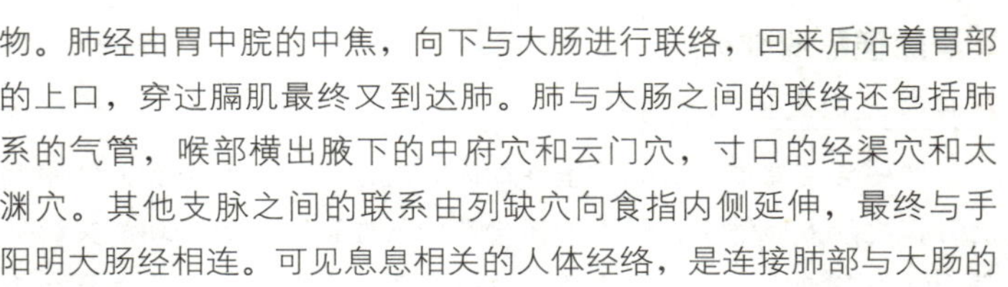

物。肺经由胃中脘的中焦，向下与大肠进行联络，回来后沿着胃部的上口，穿过膈肌最终又到达肺。肺与大肠之间的联络还包括肺系的气管，喉部横出腋下的中府穴和云门穴，寸口的经渠穴和太渊穴。其他支脉之间的联系由列缺穴向食指内侧延伸，最终与手阳明大肠经相连。可见息息相关的人体经络，是连接肺部与大肠的通路。

▶肺与大肠相互影响

肺经主气，可节制全身的气，而起传导功能的大肠必须接受肺气和肺中的水液，才可完成自身的功能。假若肺部或者大肠其中一方受到疾病的侵袭，都可使太阴肺经气的流通受到阻碍，从而导致各种病变。

▶肺火旺者应如何科学面对腹泻

大多数人发现自己拉肚子，就会以为患病了而急忙服用止泻药，结果反而加重了身体的不适，甚至会诱发其他严重病症，这是因为盲目地服用止泻药阻碍了身体必要的自我调节。如果大肠之气闭塞不通，便会上逆而导致咳嗽、气喘等肺部病症。如果大肠气机畅通了对于肺部疾病的恢复有很好的促进作用。通过腹泻来清肺火是人体自我运行、调节的过程。

●饮食别过饱可防孩子肺炎

饮食过饱易上肺火，尤其是小儿。由于幼儿的肠胃功能比较脆弱，若摄取太多的食物，便会积聚在肠胃内难以消化，从而增加了肠胃的负担，久而久之，便会使幼儿因机体抵抗力下降而生病。同时过饱还会导致幼儿肠胃功能受损，使消化吸收功能减弱，让幼儿无法正常吸收营养，进而影响幼儿的健康。

因此，在幼儿饮食上应注意控制食量，使其始终保持三分饥，即可确保幼儿肺部不上火。

消除便秘清肺火

▶肺火是由大便积累所致

便秘会使粪便长时间滞留在体内无法排出，从而导致人体浊气上升，扰乱人体健康，严重的还会造成气血逆乱，脏腑功能失调，从而诱发各种疾病。人体本身在进行新陈代谢时所产生的毒素在体内会越积越多，若不及时清除，会导致慢性中毒，最明显的表现就是上火和衰老。

▶通大便清火气的饮食措施

正常排便不仅能够促进人体新陈代谢，排出体内毒素和废物，而且还能清肺火，下面就为那些为肺火所困扰的便秘者提供通便小方法。

❶多喝水。多喝水可使肠腔内有充足的水分，以软化大便，但喝水也是有讲究的，便秘者应大口喝水，吞咽速度也要加快，这样水便能尽快地到达结肠，刺激肠蠕动，改善便秘。千万不要小口喝水，这种饮水法导致水流速度较慢，而产生小便。

❷多吃高纤维食物。膳食纤维有很强的吸水性，吸水后粪便可膨胀数倍，使大便变松变软，同时加速肠道的蠕动，促进排便。富含膳食纤维的食物有玉米、胡萝卜、四季豆、豌豆等。

❸多吃清肺火的药食。多吃能够入肺经、清肺火的药食，如萝卜、银耳、梨、甘蔗、柿子、柑橘等食物和“五仁汤”等药物。

滋肺养胃——上班族必须注意

随着社会的发展，生活节奏的加快，上班族的压力越来越大，工作也越来越忙碌，导致就餐不规律，饮食不注意，常常是一天两顿，随便吃点外卖，而外卖大多是煎炸辛辣食品。长此以往，受害最大的就是胃和肠道，导致胃肠蠕动困难、胃胀，极易诱发急慢性胃炎和胃溃疡等病症。而过多食用煎炸辛辣食品容易使与肠道相表

里的肺部出现上火情况。所以上班族调整饮食、滋肺养胃刻不容缓。下面就为你提供一些清肺火小常识：

❶早餐应多吃一些牛奶、豆浆等高蛋白的食物，不适宜吃含有大量脂肪和胆固醇的食物，如油条、熏肉等，此类食物容易上火、不易消化。

❷午餐适宜吃肉类、禽蛋和豆制品等含有优质高蛋白的食物，有些上班族一忙起来，就会省去午餐。记住！这种陋习要不得，午餐一定要吃，因为午餐是一个人一天中补充营养和能量的关键。

❸晚餐应吃一些蛋白质、脂肪和胆固醇含量低的食物，切忌暴饮暴食，以免给身体增加负担，并产生火气。

❹平时多吃梨、荸荠、莲藕、甘蔗等能够入肺经，清肺火的食物。

● 晨起后吃姜，睡觉前吃萝卜

肺火旺者不可忽视以下两个食材：姜，味辛，性微温，有温中、散寒、发汗、止呕、解毒等作用；白萝卜，味甘、辛，性微寒凉，具有清热解毒、健胃消食、化痰止咳、顺气利便、生津止渴、补中安脏等作用。

吃姜和白萝卜是有一定讲究的，姜可于起床后多吃一些，萝卜可在睡觉前多吃一些。因为，起床后人们都要接触外界环境，这样极易受到寒气和湿气的侵蚀，吃姜可去除体内由湿、寒、燥等邪气带来的毒气，防止身体上火；睡前吃萝卜可以保持胃肠道通畅，以免带着一肚子的积滞入睡，避免因食物积滞于肠道内而导致产生肺火。

● 肺火旺盛者应多吃的食物

秋季气候渐冷，暑气渐消，人们的食欲也开始增强。此时要注意饮食平衡，主副食的搭配及荤素食品的搭配需合理，应遵循“养收”的原则。

▶宜食滋阴润燥的食物

秋天气候干燥，燥盛则消耗津液，应适当吃些芝麻、核桃、糯米、蜂蜜、乳品、梨、甘蔗、栗子、红枣、莲子、桂圆、百合、银耳、山药等具有滋润作用的食物。老年人还可多食米粥以益胃生津。

▶吃些具有辛香气味的食物

秋季要避免各种湿热之气积蓄，带有辛香气味的食物有散发的功用，因此可吃一些辛香气味的食物，如芹菜等。

▶多吃酸性食物

秋季多吃酸性食物可刺激人体分泌更多的津液，从而起到去燥润肺的效果。可在饭菜中多加些醋，或吃些山楂、秋梨膏、柚子等。需要注意的是，酸梅属于碱性，若过食会影响肠胃消化功能，引发溃疡。

▶适当服用清泻肺热的中药

如果是肺热郁闭，可在医生指导下服用通宣理肺丸、麻杏石甘汤；如果是阴虚肺热，可服用养阴清肺口服液或者金果饮等。另外，还可服用具清泻肺热作用的中药，如白薇、地骨皮等。

●肺火旺盛者的饮食禁忌

▶少食刺激食物

秋季应尽量少吃刺激性强、辛辣、燥热的食物，如辣椒、葱、姜、蒜、韭菜等，以防止耗伤阴血津液，使口唇干燥的症状加重。

▶少吃寒性瓜果

秋季多吃水果有益于健康，还能预防“秋燥”的产生，但气候渐冷，寒性瓜果不宜多食，以免损伤脾胃的阳气。

▶忌食过于生冷的食物

秋季天气由热转凉，人体的生理代谢也相应地发生变化。此时不宜吃过于生冷的食物，以免使肠胃消化功能减弱，引发各种消化道疾患。

最宜在秋季调养的疾病有哪些

▶胆结石

受秋冬季节进补观念的影响，不少人错误地认为进补就是增加食量，因此往往导致高糖、高脂肪、高胆固醇食物摄入过量。而随着秋季天气转冷，户外活动减少，又导致胆汁流速减慢，胆汁浓度高，易形成胆结石。因此，秋季饮食要注意调节，防止胆结石的发生。

▶胃病

秋季转冷后，血液中的组氨酸增多，造成胃酸分泌增加，胃肠发生痉挛性收缩，抵抗力随之降低；同时秋季食欲增强，加之其他的种种不良饮食方式会加剧胃病问题，因此胃病患者在秋季尤其要注意饮食调养。

▶蛔虫病

饮食不洁净易引发蛔虫病。吞食虫卵至蛔虫成熟大约需要75天，蛔虫在小肠内的生存期为1～2年。目前，驱虫药都只对成虫有效，如果虫卵和幼虫还未发育成熟则需要1～3个月再次驱虫。由于夏季食用生冷的水果、蔬菜较多，因此在夏季的感染概率增加。蛔虫卵在体内生长到秋季，刚好发育成熟，因此秋季是驱虫的最佳时节。

秋季饮食养生专家谈

秋季阳消而阴长。所以，秋季养生遵循“养收”的原则，其中饮食调养以“甘平为主”，润燥益气、健脾、补肝、清肺为重，多吃生津养阴、清润滋养的食物，少吃热燥、煎炸、生冷的食品。

夏季过后，暑气渐消，食欲也开始增强。可适当以芝麻、核桃、栗子、红枣、莲子、桂圆、百合、银耳、山药等进行平补，同时还可以多吃一些萝卜、胡萝卜、莲藕、芹菜、豆芽等新鲜蔬菜，以及梨、荸荠、苹果、香蕉、葡萄等各色水果。

不上火的秋季食养妙方

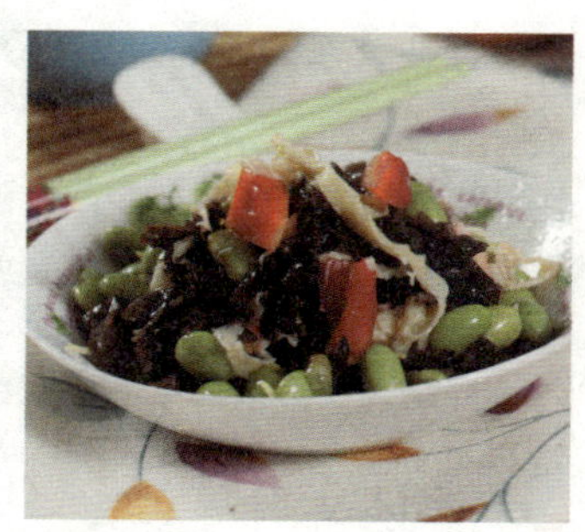

凉拌木耳丝

材料 鸡蛋2个，水发黑木耳150克，青豆100克，葱适量。

调料 盐、香油、醋、酱油、植物油各适量。

做法

1. 把葱洗净切末，与盐、香油、醋、酱油调成味汁备用；鸡蛋打散，平底锅加植物油烧热，放入蛋液，摊成蛋饼，然后切为细丝。
2. 黑木耳洗净切丝，在沸水中焯熟后，沥干凉凉；青豆洗净，入沸水煮熟后，捞出过凉沥干。
3. 把鸡蛋丝、黑木耳丝、青豆一起放盘中，加入调好的味汁搅拌均匀即可。

功效解析 本品中木耳有抗菌、润肺止咳、降压等作用；鸡蛋补肺养血、滋阴润燥；青豆有保持血管弹性、健脑、降脂的作用。三者合用，能有效预防秋季高发疾病。

木耳生菜

材料 生菜400克，水发黑木耳丝50克，干红辣椒2个，姜适量。

调料 盐、味精、醋、香油、白糖各适量。

做法

1. 生菜择洗干净，切为长段，加入少许盐稍腌备用；干红辣椒去蒂、子，泡软切丝；姜去皮，洗净切丝。
2. 将生菜段挤去水分，加醋、白糖、盐、味精拌匀，装入盘内，放上干红辣椒丝、黑木耳丝、姜丝，淋入香油，拌匀即可。

功效解析 生菜中膳食纤维和维生素C含量丰富，有消除多余脂肪的作用。生菜中的甘露醇，能利尿和促进血液循环，与木耳同食，可有效防止“贴秋膘”时引起的体内实火。

▶金针菇拌萝卜丝

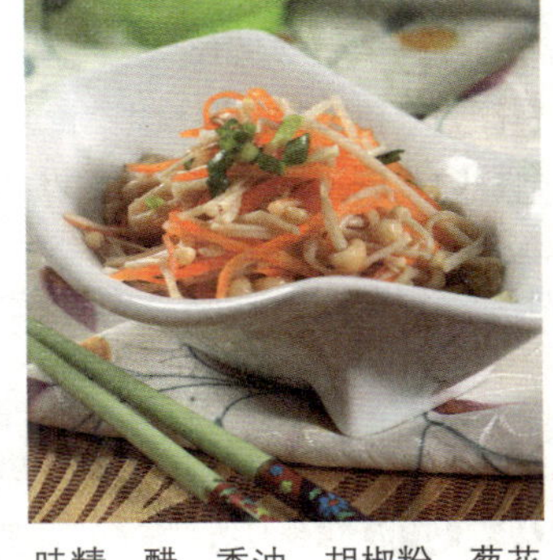

材料 胡萝卜1根，金针菇50克，葱适量。

调料 盐、味精、醋、香油、胡椒粉各适量。

做法

1. 胡萝卜去皮洗净，切丝，入沸水中焯烫，捞出沥干；葱洗净，切葱花备用。
2. 金针菇洗净，入沸水焯烫后捞出凉凉。
3. 在胡萝卜丝、金针菇中放入适量盐、味精、醋、香油、胡椒粉、葱花拌匀即可。

功效解析 胡萝卜是秋季的应季蔬菜，营养丰富，适宜癌症、高血压、夜盲症、干眼症患者的食疗。与金针菇同食，可有效缓解秋燥。

▶香菇四季豆

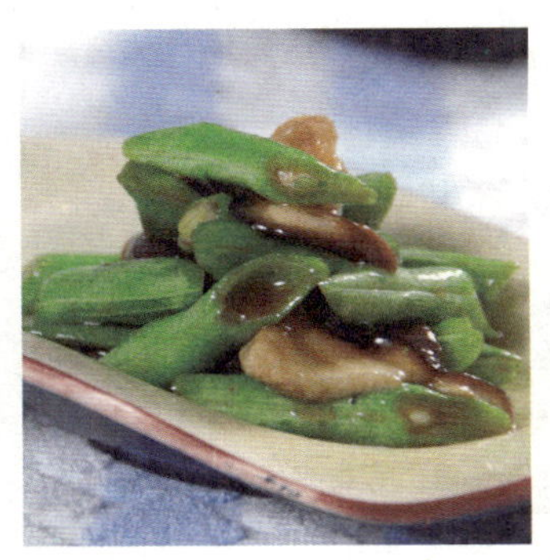

材料 水发香菇150克，四季豆段400克，葱末、姜末、蒜末各适量。

调料 盐、味精、白糖、酱油、植物油、高汤、水淀粉各适量。

做法

1. 将四季豆段焯透；香菇去蒂，洗净切片，焯烫后捞出沥干水分。
2. 热锅热油，下入四季豆段炸熟，捞出沥油；锅内留底油，放葱末、姜末、蒜末炝锅，倒入四季豆段、香菇片，加入盐、白糖、酱油炒匀，加少许高汤稍焖一会儿，加味精调味，用水淀粉勾芡即可。

功效解析 香菇富含维生素 D，四季豆化湿而不燥烈，健脾而不滞腻，有调和脏腑、安养精神、益气健脾和利水消肿的功效，二者同烹，是秋季的保健佳品。

▶糖醋藕片

材料 莲藕500克，红椒片适量。

调料 白糖、醋、盐、香油、花椒、植物油各适量。

做法

1. 将藕去皮洗净，切片，入沸水锅中焯熟，捞出过凉，沥干水分；花椒入热油锅中，炸成花椒油。
2. 将藕片放入盛有白糖、醋、盐、香油的碗中拌匀，上桌前放上红椒片，将花椒油同花椒一起倒入碗中拌匀即可。

功效解析 莲藕有清热生津、凉血散瘀、补脾开胃的功效，可用于热病烦渴的保健食疗，是秋季的时令保健品。

▶榨菜炒银耳

材料 水发银耳300克，榨菜200克，葱末、姜末、蒜末各适量。

调料 盐、味精、白糖、植物油各适量。

做法

1. 银耳去蒂，洗净，撕成小朵；榨菜洗净，切成象眼片，入沸水锅中焯烫一下，捞出沥干水分备用。
2. 锅置火上，倒入植物油烧至五成热，放入葱末、姜末、蒜末炝锅，放入榨菜片、银耳翻炒，再加入盐、白糖翻炒至熟，加味精调味即可。

功效解析 银耳是非常有效的润肺佳品，适合阴虚火旺、老年慢性支气管炎、肺源性心脏病、内火过旺、肺热干咳、胃炎等患者作为食疗滋补品。

▶炒三丝

材料 绿豆芽、豆腐皮各150克，韭菜100克。

调料 盐、味精、白糖、醋、植物油各适量。

做法

1. 将绿豆芽洗净，沥干水分；韭菜洗净切段，沥干水分；豆腐皮洗净切丝。

2. 锅置火上，倒入植物油烧热，下入绿豆芽、豆腐皮丝煸炒片刻，加入盐、白糖炒至六成熟时下入韭菜段炒熟，出锅前放少许醋、味精调味即可。

功效解析 本品中绿豆芽清热解毒、利尿消肿；豆腐皮营养丰富，且能预防多种疾病的发生；韭菜可促进肠胃蠕动，能有效缓解秋燥引起的便秘。

丝瓜烧豆腐

材料 丝瓜300克，老豆腐200克，葱段、姜片、鲜香菇各适量。

调料 盐、味精、酱油、水淀粉、香油、植物油各适量。

做法

1. 丝瓜去皮，洗净，切成小块，下热油锅滑熟；老豆腐洗净，切小块，放入沸水中焯 5 分钟，捞出，沥干水；香菇去蒂，洗净，切片。
2. 锅内倒入植物油烧热，下入葱段、姜片炝锅，放入豆腐块、丝瓜块、香菇片、盐、酱油，小火烧至熟，出锅前加味精调味，用水淀粉勾芡收汁，淋香油即可。

功效解析 丝瓜是药食两用的食疗佳品，对月经不调、身体疲乏、咳喘咳痰有很好的疗效，与豆腐一起食用，能有效缓解秋燥。

豌豆鸡丝

材料 豌豆150克，鸡脯肉200克，红椒10克，鸡蛋1个（取蛋清）。

调料 盐、味精、白糖、干淀粉、植物油、水淀粉、葱段各适量。

做法

1. 将鸡脯肉洗净切丝，沥干，用鸡蛋清、干淀粉上好浆，入六成热的油锅内滑熟，捞出沥油；豌豆洗净，入沸水焯烫后过凉；红椒去蒂、子，洗净切成丁。
2. 锅内倒入植物油烧热，加葱段炝锅，放入鸡丝、豌豆、红椒丁翻炒，加入盐、白糖翻炒，出锅前加味精调味，用水淀粉勾芡收汁即可。

功效解析 豌豆具有益中气、止泻痢、调营卫、利小便、消痈肿之功效，可用于痈肿、脾胃不适、呃逆呕吐、心腹胀痛、口渴泻痢等病症的辅助食疗，与鸡肉同食，能有效预防秋季高发疾病。

▶木瓜炖排骨

材料 猪排骨、木瓜各400克，葱段、姜片各适量。

调料 高汤1 500毫升，盐、味精、胡椒粉、植物油、香油、花椒、大料各适量。

做法

1. 将排骨洗净剁寸段，入沸水锅中焯烫，捞出冲净浮沫，沥干水分备用；木瓜洗净，去皮、子，切滚刀块。
2. 锅置火上，倒入植物油烧至五成热，下入葱段、姜片、花椒、大料炝锅，放入排骨段，加入高汤，加入盐、胡椒粉，小火焖 45 分钟左右至排骨熟烂，放入木瓜块再炖 5 分钟，加入味精调味，淋香油即可。

功效解析 木瓜是秋季的时令水果，所含的蛋白酶对肉类有很强的软化作用，将排骨与木瓜同炖，不但营养丰富，而且肉质细嫩、不油腻。

▶番茄鸡块

材料 鸡肉200克，番茄400克，青椒1个，葱段、姜片各适量。

调料 盐、味精、胡椒粉、酱油、白糖、植物油、香油、高汤各适量。

做法

1. 将鸡肉洗净剁块，焯烫备用；番茄洗净切块；青椒洗净切块。
2. 热锅热油，下葱段、姜片炝锅，下鸡块煸炒，放入盐、胡椒粉、酱油、白糖炒匀，加入高汤，大火煮沸转小火焖 40 分钟，至鸡肉熟烂，放入番茄块、青椒块再炖 10 分钟，加味精调味，淋香油即可。

功效解析 番茄是生津止渴、健胃消食佳品，适用于热性病发热、口渴、食欲不振、习惯性牙龈出血、贫血、头晕、心悸、高血压和急慢性肝炎患者的食疗，与健脾理气的鸡肉同烹，是秋季的保健佳品。

▶蜂蜜蒸梨

材料 梨200克，蜂蜜30克，红樱桃、绿樱桃各适量。

调料 白糖适量。

做法

1. 将梨洗净去皮、核，放入碗内备用。
2. 在碗中加入蜂蜜，上笼蒸熟取出，用白糖调味，可将红樱桃、绿樱桃放在上面作为装饰。

功效解析 梨具有生津止渴、润肺清热、止咳化痰的功效，与蜂蜜同蒸，可用于治疗阴虚肺燥、久咳咽干、手足心热、慢性气管炎等秋季常见病症。

蜜饯水蜜桃

材料 鲜水蜜桃500克，红樱桃、绿樱桃各适量。

调料 白糖、蜂蜜、植物油各适量。

做法

1. 将鲜桃洗净去皮，一剖两半，去核，放入大碗中，蒸熟装盘，放红樱桃、绿樱桃作为装饰。
2. 锅置火上，倒入植物油烧至五成热，放入白糖和适量水炒化成浓汁，起锅凉凉，加入蜂蜜搅匀，浇在桃瓣上即可。

功效解析 水蜜桃营养丰富，肉甜汁多，含丰富铁质，能增加人体血红蛋白数量，不仅能补血养颜，还有活血化瘀、平喘止咳的作用。

杏仁提子麦片粥

材料 烤杏仁片、麦片各50克，提子干30克。

调料 蜂蜜、盐各适量。

做法

1. 锅置火上，放入适量盐和水煮沸，转小火，边搅拌边倒入麦片，然后边搅拌边煮 1 分钟。
2. 关火，让粥冷却 10 分钟，加入提子干、烤杏仁片和蜂蜜搅匀即可。

功效解析 此粥中杏仁有止咳、平喘、镇痛、消炎的作用，与麦片、提子干熬粥有助于缓解秋燥。

▶小米山药粥

材料 干山药片30克，鸡内金、山楂各10克，小米150克。

调料 白糖少许。

做法

1. 干山药片和鸡内金分别研成粉末备用；山楂洗净，去核，切片；小米淘净后用清水浸泡 20 分钟。
2. 锅中加入适量清水，放入小米、山楂片一同熬煮。
3. 待粥煮至八成熟时，放入山药粉和鸡内金粉，再煮片刻，加白糖调味即可。

功效解析 小米、山药一起煮粥，有健脾止泻、消食导滞的功效，适用于脾胃虚弱、消化不良、大便稀溏者。

▶腐竹麦片白果粥

材料 大米、腐竹、麦片、去皮白果各适量。

调料 白糖适量。

做法

1. 把大米淘洗干净后，浸泡 2 小时备用；麦片冲洗干净备用。
2. 腐竹用温水泡发，洗净，切成小丁；白果入沸水锅中焯熟，沥干水分备用。
3. 锅内放水煮沸后，下入大米煮 15 分钟，转小火把腐竹丁放入锅内再煮 10 分钟，加入麦片、白果煮熟后，加白糖调味即可。

功效解析 此粥用料丰富，既有营养丰富的豆制品，也有营养滋补的谷类，还有敛肺定喘、消炎止咳的白果，是秋季晨起的良好滋补品。

▶番茄豆腐糯米粥

材料 番茄1个，豆腐150克，糯米100克。

调料 植物油、盐、味精、香油、胡椒粉各适量。

做法

1. 番茄洗净切块；豆腐洗净切块；糯米洗净浸泡 2 小时。

2. 锅中放入植物油烧热，下入番茄块煸炒，加入盐、糯米和适量水同煮，大火煮沸后下入豆腐块，小火煮 40 分钟，加盐、味精、香油、胡椒粉调味即可。

功效解析 番茄生津止渴、健胃消食；豆腐补中益气、清热润燥；糯米滋补气血、止汗止渴。三者一起煮粥，有很好的滋补保健作用。

西蓝花鸡汤

材料 西蓝花150克，胡萝卜、水发黑木耳各50克，净鸡1/2只，玉米粒40克，姜片适量。

调料 盐、料酒各适量。

做法

1. 西蓝花、胡萝卜洗净切块；鸡洗净切块，入沸水中焯去血水；玉米粒洗净；水发黑木耳洗净，撕成朵。
2. 煲锅中倒入清水煮沸，加鸡肉块、姜片、料酒改小火煲约 1 小时，下入剩余材料继续煮 30 分钟，加盐调味即可。

功效解析 西蓝花不仅有补肾填精、补脾和胃的功效，还是抗癌蔬菜中的佼佼者，与有较好滋补作用的鸡肉一起煲汤，是不可多得的食疗佳品。

莲藕红枣牛骨汤

材料 莲藕400克，红枣20克，陈皮3克，牛骨500克，姜片适量。

调料 盐、味精各适量。

做法

1. 莲藕去皮洗净，切块；红枣洗净去核；陈皮洗净泡开；牛骨洗净，用刀背拍裂。
2. 煲锅置火上，倒入适量清水，放入藕块、红枣、牛骨、姜片、陈皮，大火煮沸后改小火煲约 3 小时，加盐、味精调味即可。

功效解析 莲藕有清热生津、凉血散瘀、补脾开胃的功效，红枣可健脾益胃、补气养血、安神补脑，加上含钙及微量元素较高的牛骨一起煲汤，是秋季补而不腻的汤品。

▶鲜贝冬瓜汤

材料 鲜贝30克，冬瓜200克，香菇50克，猪瘦肉100克，葱花适量。

调料 盐、酱油、淀粉、香油、味精、料酒各适量。

做法

1. 将鲜贝洗净，切成块；香菇泡发去蒂，洗净，切块；冬瓜去皮、瓤，洗净，切块；猪瘦肉洗净，切成片，加酱油、料酒、淀粉拌匀腌渍片刻。
2. 汤锅中放入适量水，大火煮沸后放入冬瓜块、香菇块，再次煮沸后改小火，加入猪瘦肉片、鲜贝块煮约10分钟，加盐、味精、香油、葱花即可。

功效解析 此汤用料丰富，鲜贝可降低胆固醇，冬瓜可清热解毒、消炎利水，加上香菇的特殊香味以及猪肉的滋补作用，是秋季的滋阴润燥之品。

▶冬瓜薏米瘦肉汤

材料 猪瘦肉100克，冬瓜200克，薏米150克。

调料 盐、味精、香油、高汤各适量。

做法

1. 猪瘦肉洗净，切末备用；薏米洗净，用水浸泡2小时；冬瓜洗净，去皮、瓤，切成象眼片。
2. 沙锅置火上，倒入高汤，下入薏米、猪肉末、盐，大火煮沸，转小火煮30分钟至米熟烂，倒入冬瓜片煮至入味，加味精调味，淋入香油即可。

功效解析 本品中冬瓜和薏米都有消肿利水、消炎解毒的作用，与具有滋补作用的瘦肉一起煮汤，补而不燥。

▶番茄土豆汤

材料 番茄100克，土豆150克，芹菜50克。

调料 植物油、醋、盐、鸡精、香油、胡椒粉、高汤各适量。

做法

1. 番茄洗净，切小块；土豆去皮，洗净，切薄片；芹菜留叶一起洗净，入沸水中稍焯，捞出沥水，切段。
2. 将番茄块、芹菜段入热油锅中翻炒出香味，倒入高汤煮沸，加入土豆片煮至熟软，放入适量醋、盐、鸡精、胡椒粉调味，淋入香油搅匀即可。

功效解析 番茄清热生津、健脾益胃；土豆和胃调中、健脾利湿、解毒消炎、宽肠通便、降糖降脂、活血消肿、益气强身。二者一起煮汤，不仅营养互补，还有美容、抗衰老之功效。

粉丝萝卜汤

材料 白萝卜150克，粉丝、洋葱各50克，香菜适量。

调料 盐、胡椒粉、味精、高汤各适量。

做法

1. 白萝卜去皮，洗净，切细丝；粉丝用温水泡发好，剪成段，洗净；洋葱洗净切丝；香菜洗净切段。
2. 锅置火上，倒入高汤大火煮沸，放入白萝卜丝煮熟，加入粉丝、洋葱丝煮约 5 分钟。
3. 加盐、胡椒粉、味精调味，撒上香菜段即可。

功效解析 白萝卜是秋季最好的时令保健蔬菜，具有清热生津、凉血止血、下气宽中、消食化滞、开胃健脾、顺气化痰的功效。

香菇荷兰豆

材料 荷兰豆段、水发香菇片各200克，荸荠片100克，红椒片20克。

调料 盐、味精、白糖、植物油各适量。

做法

1. 荷兰豆段、香菇片、荸荠片依次焯水，捞出，沥干。
2. 锅内倒入植物油烧热，放入荷兰豆段、香菇片、荸荠片、红椒片翻炒片刻，加少许水，再加入盐、白糖翻炒至熟，加味精调味即可。

功效解析 本品用料丰富，不仅营养丰富，而且补而不燥，是秋季解燥的绝佳蔬菜。

▶香糯荷藕

材料 藕1节，糯米适量。

调料 白糖、蜂蜜、盐各适量。

做法

1. 藕洗净，刮去表皮，从一端切开，将淘洗后的糯米填入藕孔中，再将切开的一端复原，用小竹签固定。
2. 锅中放入清水，放入白糖、蜂蜜、盐、藕烧沸，小火焖至酥烂，食用时切片即可。

功效解析 莲藕清热生津、凉血散瘀、补脾开胃；糯米滋补气血、止汗止渴，糯米与莲藕一起长时间煮，可充分融合，不仅口感香糯，而且有很好的补气血作用。

▶白果荸荠炒藕尖

材料 白果仁50克，荸荠100克，藕尖200克。

调料 植物油、盐、白糖各适量。

做法

1. 白果仁洗净，放入锅中，倒入适量水，用大火煨熟；荸荠洗净，去皮，切成片；藕尖去皮，洗净，切成细段。
2. 锅置火上，倒入植物油，大火烧至五成热，放入藕尖段、荸荠片、白果仁一起爆炒，炒熟后，加入盐、白糖调味即可。

功效解析 本品中白果有敛肺定喘、消炎止咳的作用，荸荠有凉血解毒、利尿通便、化湿祛痰、消食除胀的功效，与具有生津止渴作用的莲藕一起食用，可有效预防秋燥引起的咳嗽。

▶银耳杏仁鹌鹑蛋

材料 鹌鹑蛋20个，杏仁10克，银耳50克。

调料 味精、水淀粉、盐、植物油各适量。

做法

1. 杏仁加适量水，熬煮 20 分钟，待汁稠时去渣留汁；银耳泡发，洗净，撕小朵。

2. 鹌鹑蛋打入碗内搅匀，然后将银耳撒在蛋液上，蒸 5 分钟取出，放盘内。

3. 锅内倒入植物油烧至三成热，加适量水、盐和煮好的杏仁汁烧沸，加入味精，用水淀粉勾芡，浇在银耳蛋羹上即可。

功效解析 本品中银耳是一款很好的秋季润肺佳品，杏仁也有止咳、平喘的作用，加上鹌鹑蛋一起煮制，是秋季不可多得的润燥止咳佳品。

▶甘蔗哈密瓜汤

材料 甘蔗250克，哈密瓜400克，猪瘦肉200克，南杏仁20克，北杏仁8克。

做法

1. 甘蔗洗净，去皮，切段；哈密瓜去皮、瓤，洗净，切块。

2. 猪瘦肉洗净，切成块，焯水；南杏仁、北杏仁均洗净。

3. 汤锅中倒入水烧沸，放入甘蔗段、哈密瓜块、猪瘦肉块、南杏仁、北杏仁，大火煮沸后转小火炖约 2 小时即可。

功效解析 甘蔗是清热解毒、生津止渴、和胃止呕、滋阴润燥的食疗佳品，与多种瓜果一起煮汤，有清润滋养的作用，适合秋季解燥。

▶银耳莲子粥

材料 银耳10克，莲子30克，糯米80克，红枣7颗。

调料 冰糖适量。

做法

1. 银耳洗净，用温水泡透，沥干水分；红枣洗净，沥干。

2. 莲子洗净，用沸水浸泡莲子至其变软，去除莲子芯，沥干。

3. 糯米洗净，放入锅中，加适量水，搅匀，煮沸，放入银耳、莲子、红枣，搅拌均匀；再次煮沸后，放入冰糖，用小火熬至黏稠即可。

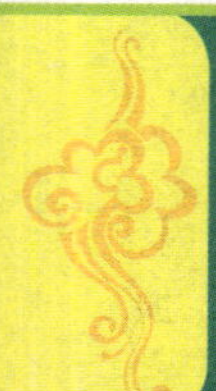

冬季属水，要防肾火

冬季气候特征

冬季是一年中第四个季节，包括立冬、小雪、大雪、冬至、小寒、大寒六个节气。冬季风产生于亚洲内陆，性质寒冷、干燥。寒冷干燥的西北或东北季风最先到达我国北方，很快就向南推进到江淮流域及以南地区。在冬季风影响下，大部分地区冬季普遍降水少，气温低，昼夜温差大，万物进入冬眠期。北方更为突出。最显著的特点是一次又一次的冷空气活动过程，随之而来的是较大的降温、大风和雨雪，这些天气变化给人体带来了不少健康隐患。

冬季为何易上肾火

中医理论认为，肾对应五行中的水，是水脏，对应的季节是冬季。而冬季为水运，水在天为寒，在脏为肾，寒与肾相应，最易耗伤肾的阳气。冬季肾火正旺，应以调养肾气为主。肾火多为阴虚火旺的虚证。虚火是表面有火，但其内在的热量并不足。人体是一个阴阳平衡的整体，如果阴阳失调，便会出现各种不适症状。

冬季“交九”之后，体内阴盛极，阳始生，体之阴阳根之于肾，因此数九寒天的摄生即调摄肾之阴阳。《饮膳正要》指出：“冬天寒，宜食黍，以热性治其寒。”也就是说，冬季应适当增加温肾壮阳、滋补肾阴的食品。

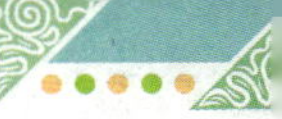

肾火过旺有哪些表现

当肾阴亏欠，有肾虚火时，主要表现为：头晕目眩、面赤颧红；耳鸣、耳聋；骨蒸潮热盗汗；头发脱落；牙齿松动或疼痛，尤其夜间疼得厉害但牙龈不肿，或有反复发作的口腔溃疡；舌红无苔；失眠；口干舌燥、五心烦热、健忘少寐；尿路感染，小便黄如茶；形体消瘦；腰腿酸痛，胫骨痛、足跟痛及遗精等。

当下焦（下焦指肝、肾、膀胱、大小肠部位）有火时，可导致大便干，小便少且黄赤，浑浊有味，阴部时痒，妇女白带多，甚至带黄。

肾火过旺易生哪些疾病

冬季人体易肾火过旺，无形中加重了肾脏的负担，易导致肾脏病、遗尿、尿失禁、水肿、阳痿等疾病。同时，还会伴有骨质疏松症。由于人体的免疫力降低，又会引发其他方面的疾病。因肾虚火旺导致的疾病主要有以下几种：

❶呼吸道疾病。冬季寒冷干燥，湿度较低，呼吸道适应能力减弱，容易导致细菌、病毒感染疾病的发生，如感冒、气管炎、水痘、流行性脑膜炎、支气管炎等。

❷心脑血管病。寒冷导致人体血管收缩，血压增高，供血不足，心脏病、脑血管疾病也极易被诱发。

❸骨关节疾病。冬季环境湿冷，尤其是中国南方更加湿冷，腰椎、脊椎、膝关节、髋关节等骨关节炎极易复发。

❹皮肤病。冬季寒冷，使得血管收缩，表皮血液循环减弱，对皮肤的营养供给相对减少，同时由于冬季湿度小、气压高、风大，皮肤会变得粗糙，皮肤瘙痒症时有发生。

科学饮食防肾火

小便黄赤者多吃什么不上火

推荐食物	功效
绿豆	性寒，能清热利水，对发热、尿闭、尿痛的人有利尿解热的功效
黑大豆	《本草纲目》云：“治肾病，利水下气，制诸风热。”能活血、利水、祛风、解毒，善治水肿、浮肿之病
豇豆、蚕豆	能补脾胃，又可补肾。《医林纂要》称它能“渗水，利小便，升清降浊”
四季豆	能清热、利尿、消肿。肾炎浮肿尿少者宜食
冬瓜	具有利尿和活络肾脏的功能
莴苣	多吃莴苣能提高血管张力，利尿。莴苣所含的钾盐，又有利于水和电解质的平衡，有利于排尿
山药	性平，味甘，有良好的补益脾肾的作用

同时肾阴虚者应忌食荸荠、柿子、生萝卜、生菜瓜、生黄瓜、生地瓜、西瓜、甜瓜、洋葱、辣椒、芥菜、丁香、茴香、胡椒、薄荷、莼菜、白酒及香烟等。

自汗盗汗者的清肾火饮食方案

自汗表现为白天不活动无故出汗，动则汗出更多，多属于气虚不固，患者还会出现易感冒、体倦乏力、面色少华、舌苔薄白等症状；盗汗表现为夜间入睡后自觉汗出，醒后汗自止，多属于阴虚内热，患者还会出现手足心热、心烦口干、舌红少苔等症状。

▶值得推荐的食材

主食、豆类：如粳米、糯米、小米、黄米、大麦、小麦、莜麦等。

肉类：如鸡肉、牛肉、兔肉、猪肚、猪肉、甲鱼、青鱼等。

蔬菜：如山药、土豆、南瓜、胡萝卜、香菇、木耳、番茄、菠菜等。

水果：如葡萄、荔枝、甘蔗、桃子、大枣等。

干果：栗子、莲子、榛子等。

▶应禁忌的食物

自汗者忌吃破气、耗气、生冷性凉、油腻厚味、辛辣的食物，如苦瓜、菜瓜、海带、鸭、黑鱼、鱿鱼等。

盗汗者忌吃胡椒、肉桂、狗肉、羊肉、雀肉等辛温助热的食物。

●肾火旺盛者的保健食物

冬季应注意科学合理地饮食，可提高人体免疫功能，调整人体内分泌活动，从而起到有效防肾火并达到祛病延年的目的。

▶多吃温性、热性可温补肾阳的食物

冬季宜多吃些温性、热性可温补肾阳的食物，对机体进行适当的调理。这些食物主要包括粳米、籼米、玉米、小麦、黄豆、豌豆、韭菜、香菜、大蒜、萝卜、黄花菜、羊肉、狗肉、牛肉、鸡肉、鳝鱼、鲤鱼、鲢鱼、带鱼、虾、橘子、椰子、菠萝、荔枝、桂圆等。此外，还可吃些炖母鸡、精肉、蹄筋、牛奶、豆浆等，以增强体质。

▶多补充富含蛋氨酸、无机盐及钙的食物

冬季应多摄取含蛋氨酸和无机盐较多的食物，以增强机体的御寒能力。芝麻、葵花子、酵母、乳制品、叶类蔬菜等食物中富含蛋氨酸；另外，根茎类蔬菜如胡萝卜、百合、山芋、藕及青菜、大白菜等食物富含无机盐。此外，多补充钙也可提高机体御寒性。含钙较多的食物包括牛奶、豆制品、虾皮、海带、发菜、芝麻酱等。

▶多补充热源食物

冬季气候寒冷，应注意增加热能的供给，多吃碳水化合物、脂肪、蛋白质等热源食物，特别宜食富含优质蛋白质的食物，如瘦肉、鸡鸭肉、鸡蛋、鱼、牛奶、豆制品等。

▶多吃些富含维生素的食物

冬季饮食中要注意补充维生素 B_2、维生素 A、维生素 C，以防口角炎、唇炎、舌炎等疾病的发生。动物肝脏、鸡蛋、牛奶、豆类等食物中富含维生素 B_2；富含维生素 A 的食物包括动物肝脏、胡萝卜、南瓜、红心红薯等；维生素 C 主要存在于蔬菜中。

▶多吃具滋阴降火作用的食物

适当多吃银耳、黑木耳、百合、山药、桑葚、芡实、黑芝麻、小核桃、蛤蜊肉、龟肉等补益滋阴食物。

▶阳强易举、遗精、早泄者的清肾火饮食方案

推荐食物	功 效
山药	性平，味甘，具有补肺、健脾作用，还能益肾填精。凡肾虚之人，宜常食之
干贝	性平，味甘咸，能补肾滋阴，故肾阴虚者宜常食之
鲈鱼	性平，味甘，既能补脾胃，又可补肝肾，益筋骨
栗子	性温，味甘，除有补脾健胃作用外，还有补肾壮腰之功，肾虚腰痛者最宜食用
枸杞子	性平，味甘，具有补肾养肝、益精明目、壮筋骨、除腰痛作用，久服能益寿延年。尤其是中年肾虚女性，食之最宜
何首乌	有补肝肾、益精血的作用，头发早白，或腰膝软弱、筋骨酸痛，或男子遗精，女子带下者，食之皆宜
鱼、虾、牡蛎和韭菜等	这类食物富含蛋白质、牛磺酸、精氨酸和锌，可滋阴补肾
动物的鞭和甲鱼	补肾的上佳选择
羊肉	补体之虚，益肾之气，提高免疫力
大枣、橘子、柿子等温性水果	可补血益肾填精，抵御寒邪

肾火旺盛者的饮食禁忌

❶忌食黏腻、生冷的食物。冬季气候寒冷，人体脾胃功能相对虚弱，若吃黏腻、生冷的食物，会损伤脾胃阳气，引起身体各种疾病，不利于健康。

❷忌喝过热的饮料。冬季如果喝过热的饮料，易造成皮肤黏膜损伤，不利于人体健康。

❸忌食刺激性食物。如酒类、辣椒、葱、姜、蒜、牛肉、羊肉等，多吃易损耗肾气，加重肾虚火症状。

❹忌食发物。如笋子、蘑菇、海鲜、黄花菜、狗肉、蟹、鲤鱼、鸡肉、牛肉、羊肉等，这些为高蛋白食物，多吃会增加肾脏负担。

冬季谨防瘙痒症

由于冬季气候寒冷干燥，人体皮肤也变得干涩粗糙，甚至表皮脱落，使血管收缩，表皮血液循环减弱，对皮肤的营养供应相对减少，同时由于冬季湿度小、气压高、风大，皮肤会变得粗糙，皮内神经末梢更容易受到刺激而发痒。尤其老年人皮肤腺体分泌功能减退，又缺乏皮脂润滑，而且易受周围环境冷热变化的刺激，诱发瘙痒。

出现瘙痒症时，可吃些含脂肪食物，改变全素饮食。不吃或少吃辣椒、芥末、大蒜等辛辣食品。不饮或少饮酒。脂肪利于维生素 A 和维生素 E 的摄入，因而起到防止皮肤干燥和老化的作用。

另外，应选用纯棉内衣，常换洗。冬季洗澡每周一次为宜，以 37℃～40℃水温洗 15 分钟即可；应选择中性护肤浴皂，别用碱性大的肥皂或药皂；浴后在全身涂抹润肤露。

瘙痒症还与许多疾病有关，如内分泌的改变、消化不良和便秘、过敏性因素、动脉硬化、糖尿病、肝胆疾病、部分肿瘤等。因此，预防冬季瘙痒症应及早发现并治疗各种相关疾病。

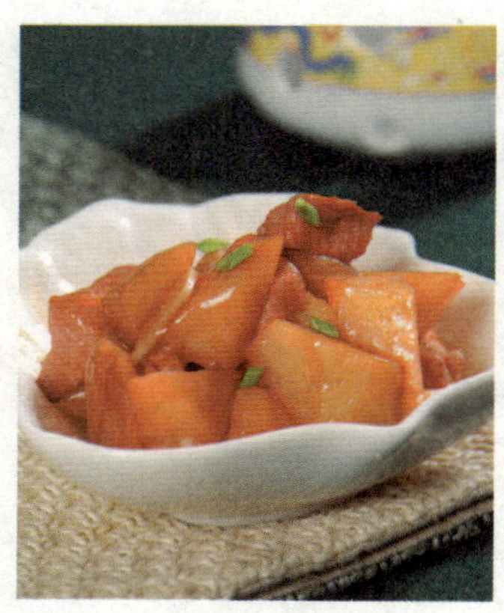

土豆烧牛肉

材料 牛肉500克，土豆250克，葱花、姜片各适量。

调料 植物油、酱油、料酒、盐、白糖、味精各适量。

做法

1. 将牛肉洗净，切大块，放入沸水中略煮，捞出，凉凉，切成小块；将土豆去皮，洗净，切成滚刀块。
2. 锅内放入植物油烧热，下葱花、姜片炒香，加入适量清水、酱油、料酒、盐、白糖、牛肉块和土豆块，炒匀加盖，小火烧至肉烂取出，加味精拌匀，装盘即可。

功效解析 牛肉含蛋白质、脂肪、钙、磷、铁及B族维生素，土豆含大量淀粉、蛋白质和胶质柠檬酸、乳酸及钾盐，二者同炖，可营养互补。

南瓜牛腩盅

材料 牛腩肉300克，南瓜250克，姜适量。

调料 植物油、盐、香油各适量。

做法

1. 南瓜去皮，洗净，切块；姜洗净切块。
2. 锅置火上，放植物油烧热，将南瓜块炸至微红，捞起备用。
3. 牛腩肉洗净切块，同盐、姜块一起装入炖盅，加入适量沸水，待其炖至将烂时，放入南瓜块，再炖至烂熟为止。
4. 食用时拣去姜块，滴入香油即可。

功效解析 南瓜中所含的南瓜多糖具有类似磷脂的作用，能清除胆固醇，防止动脉硬化，适合与肉食搭配食用，是冬季滋补保健好食品。

白萝卜炒肉片

材料 白萝卜300克，猪肉150克，葱丝、姜丝各适量。

调料 盐、料酒、淀粉、味精、植物油各适量。

做法

1. 白萝卜洗净，切成片，焯水，捞出过凉；猪肉洗净，切片，用料酒、盐、淀粉腌渍。
2. 锅置火上，倒植物油烧热，放姜丝、葱丝爆香，放入猪肉片炒至断生，放入白萝卜片翻炒。
3. 待萝卜片熟后，加入盐、味精调味即可。

功效解析 白萝卜具有清热生津、凉血止血、下气宽中、消食化滞、开胃健脾、顺气化痰的功效，与肉片一起炒食，补而不腻。

家常芋头烧排骨

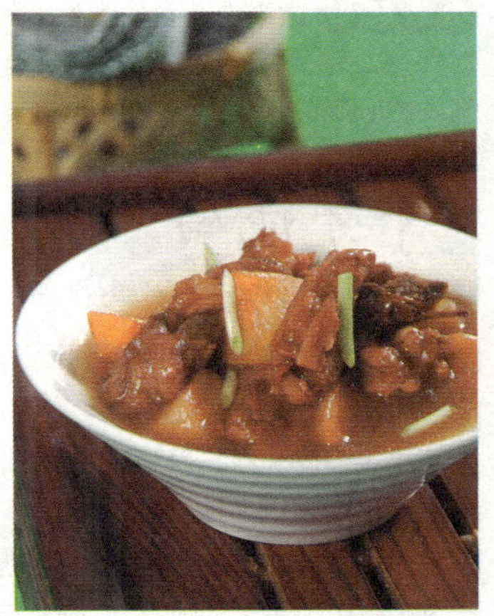

材料 排骨300克，芋头200克，葱段、姜片各适量。

调料 植物油、白糖、酱油、料酒、大料、盐、鸡精、香油各适量。

做法

1. 将排骨放入沸水锅中焯熟后取出备用。
2. 锅中倒植物油烧热，放入白糖小火炒至变色后，加酱油、料酒、葱段、姜片、大料煸炒片刻，放入焯好的排骨。
3. 待排骨上色后，加适量清水，放入芋头炖 10 分钟，放盐、鸡精搅拌均匀，淋香油出锅即可。

功效解析 芋头具有益胃、宽肠、通便、解毒、补中、散结、调节中气、化痰、添精益髓等功效，与肉类一起食用，可防止肥甘厚味引起的便秘。

▶腰果炒鸡丁

材料 鸡腿肉150克，腰果100克，鸡蛋1个（取蛋清），葱花、蒜末、姜丝、黄瓜丁、胡萝卜丁各适量。

调料 盐、味精、淀粉、蚝油、料酒、植物油、酱油各适量。

做法

1. 鸡腿肉去骨，切成1.5厘米见方的丁，加少许盐、料酒、酱油、淀粉、蛋清腌渍5分钟。
2. 热锅温油将腰果炸至八成熟捞出。
3. 锅内留余油，烧热，下入葱花、蒜末、姜丝爆香，再将鸡丁倒入，炒至肉色发白时，加入盐、蚝油、腰果、黄瓜丁、胡萝卜丁翻炒均匀，出锅前加味精调味即可。

功效解析 腰果中所含的维生素和微量元素有很好的软化血管的作用，对保护血管、防治心血管疾病大有益处，与鸡肉同食，可有效防止冬季高发的心脑血管疾病。

▶牛蒡炖鸡

材料 牛蒡300克，净仝鸡500克，葱段、姜片各适量。

调料 盐、鸡精、胡椒粉、料酒、大料、茴香、陈皮、花椒各适量。

做法

1. 将牛蒡去皮洗净，斜切成厚片。
2. 将鸡洗净剁成大块，用沸水焯一下捞出，冲净浮沫备用。
3. 锅内加适量水，放入鸡块，煮沸后加入料酒、盐、茴香、陈皮、花椒、大料、葱段、姜片，炖煮20分钟后加入牛蒡片，转小火炖至肉熟，出锅前撒入鸡精、胡椒粉即可。

功效解析 牛蒡中的纤维可以促进大肠蠕动，帮助排便，降低体内胆固醇，避免毒素、废物在体内积存，与鸡肉同食，不仅滋补，还有预防中风的功效。

魔芋烧鸭

材料 嫩肥鸭1只，姜丝、蒜末、魔芋、青蒜段各适量。

调料 料酒、盐、酱油、味精、郫县豆瓣酱、水淀粉、花椒、高汤、植物油各适量。

做法

1. 嫩肥鸭去鸭头、颈、翅尖、脚掌，剔去大骨，斩成块；魔芋切成条，放沸水锅内煮 5 分钟，再泡入温水备用。
2. 炒锅置大火上，下植物油烧至七成热时，放入花椒、豆瓣酱、鸭块煸炒至浅黄色，再将锅洗净加入高汤烧沸，放入鸭块、魔芋条、姜丝、蒜末、料酒、酱油烧至汁浓鸭软、魔芋入味时，加入青蒜段、盐、味精调味，用水淀粉勾薄芡起锅装盘即可。

功效解析 魔芋中的某些成分能清除沉积在心血管中的脂肪和胆固醇，魔芋中的可溶性膳食纤维对抑制餐后血糖升高很有效，与肉食一起食用，可防止冬季因肥甘厚味引起的肥胖。

木耳炒山药

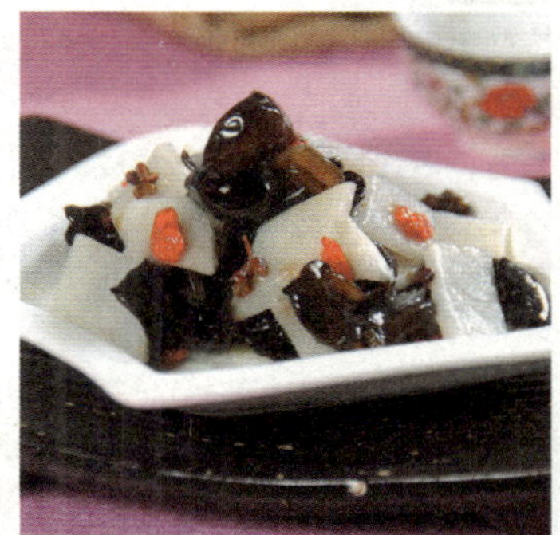

材料 水发黑木耳50克，山药200克，枸杞子适量。

调料 盐、味精、植物油、花椒、水淀粉、葱末、姜末、蒜末各适量。

做法

1. 山药去皮，洗净后切片，用沸水焯烫；水发黑木耳洗净，撕成小朵备用；枸杞子洗净，稍泡。
2. 锅中放入适量植物油烧热，下葱末、姜末、蒜末爆香，放入黑木耳、枸杞子、花椒翻炒，加入少许盐炒匀后，加入山药片翻炒均匀，再加少许味精调味，用水淀粉勾薄芡即可。

功效解析 木耳与山药同食，有助于补益肾精。

蘑菇油菜

材料 鲜蘑菇200克，油菜600克。

调料 料酒、盐、味精、白糖、水淀粉、香油、植物油、鸡汤各适量。

做法

1. 将油菜洗净后在根部切十字花刀；将鲜蘑洗净撕条备用。
2. 炒锅烧热，放入植物油烧至五成热时放入油菜，炒至熟软后加入鸡汤、盐、料酒、白糖，小火煸炒入味后将油菜捞起码在盘中。
3. 锅内留底油烧热，放入鲜蘑菇条，加少许盐炒至熟软，加味精调味，用水淀粉勾芡，淋入香油，浇在码好的油菜上即可。

功效解析 蘑菇有益肾开胃、化痰理气、补脾益气之功效，与富含维生素和矿物质的油菜一起食用，可解除冬季肥甘厚味引起的滋腻。

白菜木耳

材料 水发黑木耳100克，白菜250克，葱花适量。

调料 酱油、盐、花椒、水淀粉、植物油各适量。

做法

1. 选择白菜的中段，洗净切成小片；把水发黑木耳洗净，去蒂，撕成朵。
2. 炒锅内放植物油烧热，下花椒炸香，放入葱花煸香，随即下入白菜片煸炒至白菜片透明时放入黑木耳，加酱油、盐炒匀，用水淀粉勾薄芡即可。

功效解析 白菜有解热除烦、通利肠胃、养胃生津、利尿通便的作用；木耳中的胶质可把残留在人体消化系统内的灰尘、杂质吸附并集中起来排出体外，从而起到清胃涤肠的作用。二者同食，可解腻、排毒、养颜。

鸡蛋牛肉粥

材料 鸡蛋1个（取蛋黄），大米100克，牛瘦肉50克。

调料 盐少许。

做法

1. 大米洗净，放入锅中加水煮成粥。
2. 牛瘦肉洗净，切片，待粥将熟时放入粥中同煮。
3. 出锅前在粥中放入蛋黄煮熟，调入盐，搅拌均匀即可。

功效解析 此粥营养丰富，鸡蛋、牛肉都是很好的滋补品，二者一起煮粥，不仅营养互补，还有利于人体吸收。

牡蛎肉末粥

材料 米饭200克，鲜牡蛎100克，猪瘦肉末50克，芹菜、冬苋菜各15克。

调料 植物油、香油、高汤、胡椒粉、盐各适量。

做法

1. 鲜牡蛎去壳洗净捞出沥干；芹菜、冬苋菜分别洗净，切末。
2. 猪瘦肉末加盐、植物油、胡椒粉、香油拌匀，腌 10 分钟左右。
3. 米饭用沸水浸泡片刻，加入高汤煮沸，放入猪瘦肉末及牡蛎，用小火熬煮至熟，加盐，撒入芹菜末、冬苋菜末略煮即可。

功效解析 牡蛎具有平肝潜阳、镇惊安神、软坚散结、收敛固涩的功效，与猪肉一起煮粥，不仅滋补，还有助于治疗心悸失眠。

黑芝麻粥

材料 黑芝麻、大米各30克，糯米20克，核桃仁、杏仁、花生仁各15克。

调料 白糖适量。

做法

1. 大米、糯米、核桃仁、杏仁、花生仁均洗净；净锅置火上加热，将黑芝麻放入干锅炒熟备用。
2. 锅中放适量清水，加入大米、糯米共同熬煮 20 分钟，转小火，放入剩余材料再煮 20 分钟，加白糖调味即可。

功效解析 此粥用料丰富，营养均衡，其中的核桃仁、花生仁都有健脑益智的作用，适合冬季补肾解乏。

▶红薯栗子排骨汤

材料 红薯300克，排骨200克，栗子150克，红枣10颗，葱段、姜片各适量。

调料 高汤1 500毫升，盐、味精、香油、胡椒粉、大料各适量。

做法

1. 将红薯洗净，去皮切成滚刀块；栗子去皮焯水；将排骨洗净剁寸段，入沸水锅中焯烫，捞出冲净浮沫，沥干备用。

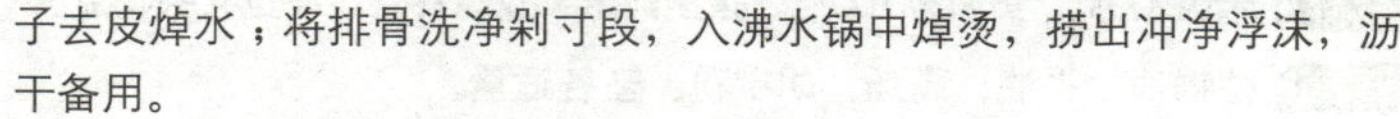

2. 沙锅内倒入高汤，加排骨段，大火煮沸后加入盐、胡椒粉、葱段、姜片、大料煮30分钟至排骨熟烂，加入栗子、红薯块、红枣，再煮20分钟后，加味精调味，淋入香油即可。

功效解析 红薯和栗子都是通便润肠的良好食材，与排骨一起煲汤，可有效预防冬季因肥甘厚味引起的便秘。

▶党参羊肉汤

材料 带皮羊排1 500克，胡萝卜400克，姜丝、葱段、党参、当归片、红枣、桂圆各适量。

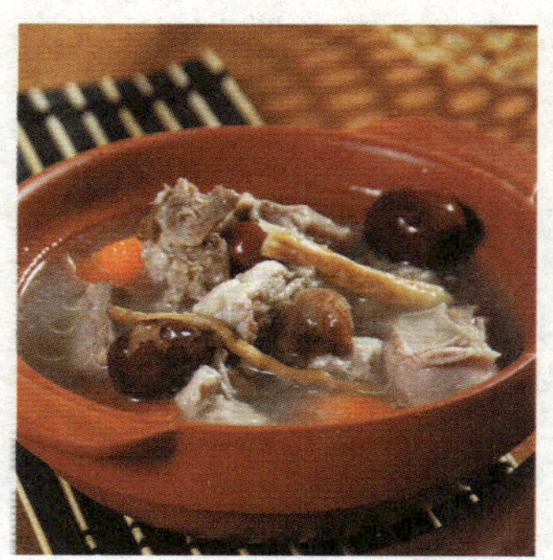

调料 料酒、盐各适量。

做法

1. 羊排洗净后，斩成小段，入沸水中焯烫片刻，捞出冲净浮沫；胡萝卜洗净，切滚刀块备用；党参、当归片、红枣、桂圆分别洗净。
2. 将羊排段放入沙锅中，加水至没过羊排，放入料酒、姜丝、葱段、党参、当归片、红枣、桂圆小火熬煮。

3. 煮沸后撇去浮沫，捞出葱段不要，继续小火炖半小时，放入胡萝卜块、盐再继续小火炖半小时即可。

功效解析 党参能补中益气、健脾益肺，与羊肉一起炖汤，可用于脾肺虚弱、气短心悸、虚喘咳嗽者的食疗，适合冬季食用。

▶当归生姜羊肉汤

材料 羊腿肉50克，生姜、当归各10克。

调料 盐、味精、香油各适量。

做法

1. 羊腿肉洗净切片，入沸水锅中焯烫一下捞出备用；生姜、当归均洗净切成小片。
2. 锅中加水，下入羊肉片、当归片、生姜片，大火烧沸后改小火炖15分钟，加盐、味精调味，淋香油出锅即可。

功效解析 当归补血、活血；羊肉是温补食物，可增进体力，改善新陈代谢，滋补肾气；二者与生姜一起煲汤，是冬季温补肾阳的绝佳滋补品。

▶黑豆鱼头汤

材料 胖头鱼鱼头500克，黑豆200克，葱末、姜末各适量。

调料 植物油、盐、味精、香油、高汤各适量。

做法

1. 胖头鱼鱼头去鳃，洗净，剖开；黑豆洗净，入清水中浸泡1小时备用。
2. 锅中倒入适量植物油，烧至五成热，加入鱼头稍煎，倒入煲锅中。
3. 煲锅中加入高汤、黑豆、姜末大火煮沸，改小火煮至黑豆熟烂，加盐、味精调味，撒上葱末，淋上香油即可。

功效解析 鱼头补脑添髓；黑豆益气和中、生津润燥、清热解毒。二者合用，有补肾健脑、润泽肌肤的作用。

▶虫草炖老鸭

材料 老鸭200克，冬虫夏草6克，麦冬9克，川贝6克，螺蛳5个。

调料 胡椒、盐、生姜各适量。

做法

1. 将老鸭去骨取净肉，加清水、螺蛳、生姜、胡椒、盐同炖。
2. 待老鸭炖烂时，再放冬虫夏草、麦冬、川贝，用小火煨1小时即可。

功效解析 虫草味甘、性温，具有益肺肾、补精髓、止血化痰等功效，与鸭肉一起煲汤，可用于肾虚引起的虚劳咯血、阳痿遗精、盗汗虚喘、腰膝酸痛等症的食疗。

▶羊腰苁蓉煲

材料 鲜羊腰400克，肉苁蓉30克。

调料 清汤300毫升，盐少许。

做法

1. 羊腰洗净，去腰臊（羊腰内的白色物），切片；肉苁蓉洗净切片，用清洁纱布包起。
2. 将汤煲置火上，倒入清汤，加肉苁蓉烧沸，下羊腰片，改小火炖30分钟，加盐调味即可。

功效解析 本品滋肾助阳，驱寒壮腰，补益精血，健脾益肺，适用于男子阳痿遗精、女子不孕及白带清稀量多等症，适合冬季滋补。

▶莲藕黑豆汤

材料 藕400克，黑豆、腐竹各80克，黑枣10克，姜片适量。

调料 陈皮、盐各适量。

做法

1. 藕去皮，洗净，切厚片；陈皮洗净；黑枣洗净，去核；腐竹入清水中泡软，切段；黑豆洗净，入干锅中炒至豆壳裂开。

2. 锅内倒入适量清水煮沸，放藕片、黑枣、黑豆、陈皮、姜片，大火煮沸后改小火煮 2 小时，下腐竹段稍煮，加盐调味即可。

功效解析 莲藕清热生津、凉血散瘀、补脾开胃，黑豆能补肾益阴、健脾利湿、除热解毒。二者一起煮汤，补而不燥，且能使脸色红润有光泽。

▶黑芝麻核桃仁汤

材料 黑芝麻、核桃仁各40克，甜杏仁10克。

调料 冰糖适量。

做法

1. 黑芝麻、核桃仁、甜杏仁均洗净，沥水。
2. 将黑芝麻、核桃仁、甜杏仁放入锅内，小火炒熟至脆，研成细末。
3. 取芝麻核桃杏仁粉，加入适量冰糖，用沸水煮沸即可。

功效解析 黑芝麻具有补肝肾、润五脏、益气力、长肌肉、填脑髓的作用，与核桃仁一起煮汤，可用于治疗肝肾精血不足所致的眩晕、须发早白、脱发、腰膝酸软、四肢乏力、五脏虚损、皮燥发枯、肠燥便秘等病症。

▶芦笋浓汤

材料 芦笋600克，鲜奶油、土豆块各100克，鸡蛋2个（取蛋黄）。

调料 盐、胡椒粉、清汤各适量。

做法

1. 芦笋去硬皮，洗净，放入沸水锅中煮熟，捞出；将煮软的芦笋上部嫩尖切下，其余部分切段，再放入锅内，加土豆块、清汤和煮芦笋的水，用中火煮 25 分钟。

2 捞出汤里的菜，用搅拌机绞成菜泥；蛋黄加鲜奶油，打成蛋液后和菜泥混合搅拌，倒入汤中。

3. 放盐和胡椒粉，调好味道，再烧沸，加入芦笋嫩尖即可。

功效解析 此汤对心脏病、高血压、水肿有较好的食疗效果，冬季食用，能预防心血管病、血管硬化、肾炎、胆结石等冬季高发疾病。

▶牛肉芹菜鸡蛋汤

材料 牛肉碎300克，芹菜丁100克，鸡蛋1个，番茄丁50克。

调料 料酒、盐、味精、胡椒粉、清汤各适量。

做法

1. 鸡蛋打入碗内搅成蛋液。
2. 锅内放入适量清汤，放入牛肉碎，大火煮沸，撇去浮沫，改小火炖 40 分钟，加芹菜丁、番茄丁、料酒炖 30 分钟。
3. 将鸡蛋液淋入汤内，加入盐、胡椒粉、味精调味即可。

功效解析 芹菜是高纤维食物，它经肠内消化作用产生一种木质素或肠内脂的物质，可抑制肠内细菌产生的致癌物质，与牛肉、鸡蛋一起煲汤，有滋补强身、祛病保健的功效。

▶八宝滋补鸡煲

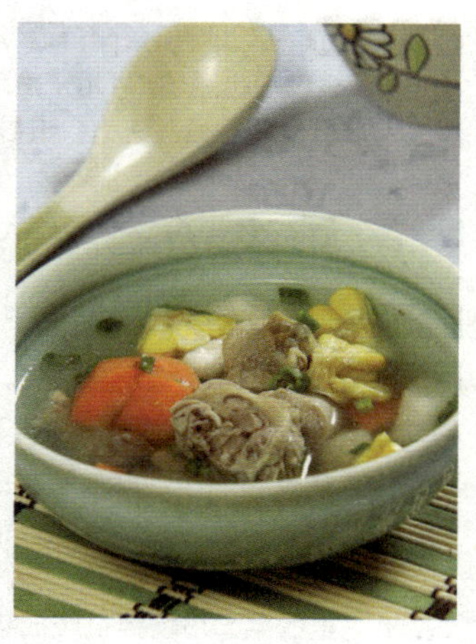

材料 三黄鸡1只，山药、荸荠、胡萝卜各100克，玉米50克，枸杞子、薏米、红枣、陈皮各适量。

调料 清汤、盐、味精、胡椒粉各适量。

做法

1. 三黄鸡去内脏，切大块，焯水，洗净，沥干；山药、胡萝卜、荸荠分别去皮，洗净，玉米、山药、胡萝卜切滚刀块；枸杞子、薏米、红枣、陈皮均洗净。
2. 煲内加清汤，将上述材料倒入烧沸，改小火煨 1 小时，撇去浮沫，加盐、味精、胡椒粉调味即可。

功效解析 本品用料丰富，营养均衡，是冬季滋阴补肾的绝佳选择，且因添加了五谷和各种蔬果，补而不腻。

黑豆红枣鲤鱼煲

材料 鲤鱼750克，黑豆100克，红枣20克，姜片、葱段各适量。

调料 盐、味精、鸡汤、料酒各适量。

做法

1. 鲤鱼处理干净，剁成大块，放入沸水锅中焯烫，捞出；黑豆、红枣分别洗净。
2. 煲锅置火上，加入鸡汤，放入焯好的鲤鱼块、姜片、黑豆、红枣、葱段、料酒，用大火烧沸，撇去浮沫，盖上锅盖，用小火煲2小时，待熟烂后，放入适量盐、味精调味即可。

功效解析 黑豆能补肾益阴、健脾利湿、除热解毒，鲤鱼有补脾健胃、利水消肿、清热解毒、止嗽下气的功效，二者一起煲汤，能有效预防冬季高发病。

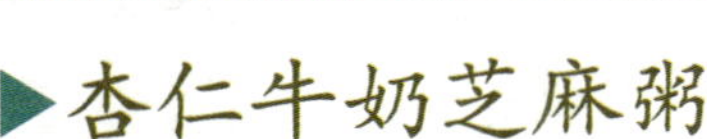

杏仁牛奶芝麻粥

材料 杏仁、糯米各50克，核桃仁30克，黑白芝麻各20克，枸杞子少许，牛奶适量。

调料 冰糖适量。

做法

1. 糯米淘洗干净；枸杞子泡洗干净。
2. 将黑白芝麻炒至微香。
3. 锅置火上，倒入适量水煮沸，倒入糯米煮沸后改小火熬煮，放入杏仁、核桃仁煮至八成熟，加入黑白芝麻、枸杞子、冰糖煮成粥，最后加入牛奶，煮沸即可。

功效解析 此粥用料皆属日常保健的绝佳滋补品，营养丰富且均衡，常食此粥，能调五脏、益中气。

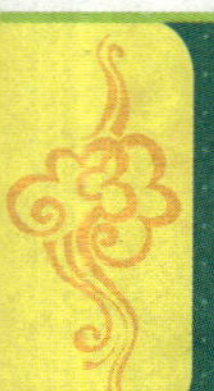

四季都要防胃火

哪些原因导致胃火

胃火属于脏腑之火中唯一的腑火。中医认为，“瘦人多火”，人越瘦，越应避免胃火。胃火主要由以下三个原因所致：

❶肝火犯胃。由情绪引起，易造成肝胃不和。或因气滞、血瘀、痰湿、食积等郁结化热、化火，或肝胆之火横逆犯胃，均可引起胃火。

❷热邪犯胃。多由邪热犯胃，热得过度称为“邪”，这种胃火在夏季易犯。

❸过食辛辣、湿热的食物。嗜酒、嗜食辛辣、过食膏粱厚味等食物，如羊肉、狗肉等，就会助火生热。

胃火过旺易致哪些疾病

胃酸分泌过多会口臭

胃火旺可促进胃酸分泌过多，使胃中津液随着体气上升而郁积在体内，长此以往便会生成内热，当内热达到一定的程度后便会由热化成火，使口中产生酸味，进而形成口臭。

食欲亢进

胃火过旺会导致胃阴耗损，导致烦渴，并使机体损失大量水分，造成血糖升高。为消耗体内的血糖，胰岛细胞会加大胰岛素的分泌，从而导致食欲亢进，饥饿感大增。

体重下降，疲劳乏力

由于胃火过旺，所摄取的食物多被胃火消化而不能被人体吸收利用，导致身体营养不足。为了补充机体活动所需要的营养，人体便会启动储存在体内的脂肪和蛋白质来补充能量，从而造成消瘦和乏力。

痤疮

由于胃火过盛，造成肠胃燥结，从而使胃火无法排出体外而郁积在面部皮肤里，最终导致痤疮的发生。同时还会伴发口干、口臭、便秘等。

便秘

胃火过大导致体内阳气过盛，使得肠道燥热，让体内毒素无法排出体外，从而导致便秘。

除此之外，胃火过旺还会引发牙周炎、牙痛、牙龈出血、口腔溃疡、口干唇裂、鼻出血、酒糟鼻、咽喉痛、咳嗽、胃病、发热、衄血、呕血等疾病。

另外，胃火也分虚实。实火表现为舌红少苔、多食善饥、上腹不适、口苦口干、有口臭、舌苔黄、想喝冷水、牙龈肿痛、大便干硬、尿黄等；虚火表现为舌苔比较少、轻微咳、饮食量少、口干却不想多喝水、脉细而无力、便秘腹胀等。

科学饮食防胃火

糖尿病患者的清胃火饮食方案

糖尿病分为上消、中消、下消三种类型。一般中消便是胃火过盛所致的。中消型糖尿病的表现为：多食却消瘦，经常伴有口干与舌燥的感觉，大便干硬，浑身无力。为清火养胃，糖尿病患者要注意饮食调养。

可多吃萝卜、菠菜、苦瓜、南瓜、山药、梨、鸡肉、兔肉等具清热、养阴、生津作用的食物。同时可在饮食中加入太子参、麦冬、黄精、玉竹、葛粉等具滋养胃阴、清热增液、生津止渴作用的中药材。

胃火旺盛者在选择食物时也可根据食物之性选择，如天上飞的动物都为壮阳之物，而水底游的、动作迟缓之物为滋阴之物，胃火旺盛者应多食滋阴降火类食物，即生活在水中的动物性食物，而应避免食用壮阳之物。同时还应避免食用蒜、姜、辣椒、酒等辛辣刺激性食物。一些含糖量较高的食物，如巧克力、糖果、蜜饯等也应尽量不吃或少吃。

●痤疮者的消胃火饮食方案

中医认为，痤疮是由内火过盛引起的，导致内火过盛的最大原因便是胃火过盛。而饮食不节是胃热形成的主因，如过多地食用油腻与甘甜的食物，造成了肠胃燥结，使胃火郁积于面部皮肤而无法排出体外。这种由胃火而引发的痤疮还会伴随口干与口臭的现象。

▶应采取的饮食措施

在饮食上可多食用具去火作用的凉性蔬菜、水果与食物，可适当食用红豆薏米粥。将具清脾利湿作用的食物，如红小豆、芡实与薏米等与大米一起熬成粥，以便将体内过多的湿气除去，并降低皮肤的出油率，减少痤疮的发病率。

痤疮症状严重者，可将雪梨与芹菜洗净之后，取等量放在一起榨汁，每天喝一杯，便可减少面部痤疮的发病率。

▶饮食禁忌

❶尽量减少各种应酬，远离辛辣刺激性食物和油炸、大鱼大肉等高脂肪类食物，及含碘量高的海带及海鲜类。

❷少吃过甜、含有过多色素与人工香料的食物和含有咖啡因的食物，因为这些食物会加重体内油脂与内分泌的不平衡，从而形成更严重的痤疮。

❸痤疮患者最好远离烟酒，避免在膳食中加入桂枝、枸杞子等补物，否则会加重痤疮症状。

便秘者去胃火的饮食方案

体内阳气过盛、胃火过大使得肠道燥热，大便秘结，导致毒素无法排出体外。

应采取的饮食措施

❶紫菜中含有异常柔软的粗纤维与大量钙、磷、铁等多种维生素，多吃可以起到通便的作用。

❷每天清晨空腹喝一杯白开水，然后锻炼身体30分钟，便会增加排便的概率，最好每周喝两次熬成糊状的绿豆粥。

❸可适当多吃一些香蕉，因为香蕉具有通便的功能，轻微便秘者可以每天吃1～2根。

❹芦荟也具有通便的作用，适当多吃可去胃火，改善便秘症状，可将芦荟去皮之后直接吃掉里面白色的肉。

❺适当多吃具健脾生津功能的食物，如蜂蜜、萝卜、西葫芦、豆芽等，便秘者多吃可以起到去火的作用。

饮食禁忌

❶注意改掉不良饮食习惯，应定时定量饮食。

❷少食用一些刺激性的食物与饮料，如高度白酒、浓茶、咖啡、辣椒等。

❸少吃太过甜腻、油腻的食物，如一些油炸食品、糕点等。

胃火过旺者的饮食原则

❶饮食应定时定量，同时还要注意少量多餐，少吃韧性强且难消化的食物，适当多吃松软、清淡食物。如果要喝汤要在饭前喝，否则会增加胃肠道的负担。为避免影响睡眠，睡前3小时内不要摄取食物。

❷蔬菜、水果以及馒头有养胃的功能，可适当多吃。

❸早晨起床后喝杯牛奶，因为牛奶能够帮助胃形成一层保护膜。但应注意避免用豆奶代替牛奶，否则寒性的豆奶会伤胃。也可多喝热水以促进机体代谢，减少胃热。

❹因胃火过盛导致的口臭者，应适当多吃清热解毒的食物，少吃温性助热的食物，如葱、蒜、姜、辣椒等。

胃火旺盛者的推荐食物

▶宜食性质寒凉的食物

胃火过旺的病人可多吃些具有清胃火和泻肠热等功效的食物，如豆腐、绿豆、小米、小麦、绿豆芽、苦瓜、冬瓜、黄瓜、苋菜、白菜、芹菜、茭白、香蕉、梨、西瓜、枇杷、桃子、兔肉等。

▶多吃富含蛋白质和维生素的食物

胃火过旺的病人应注意选择营养价值高的蛋白质食品和维生素含量丰富的软食，如牛奶、豆腐、胡萝卜和一些发酵的食物等，从而增强人体功能，提高免疫力。

▶多吃黄绿色蔬菜与时令水果

胃火过旺的病人适宜增加黄绿色蔬菜，如胡萝卜、南瓜、番茄、青椒、芹菜等。还要多吃些时令水果，如梨、香蕉、西瓜、荸荠、苹果、柚子等，以补充维生素和无机盐。

▶可适当多吃杂粮

粗粮，如玉米、燕麦、黑豆、红小豆、蚕豆、核桃、栗子、小米等食物中的碳水化合物含量较低，而膳食纤维含量却很高，食用之后更容易使人产生饱腹感，从而减少热量的摄取，使胃火维持在正常状态。

另外，随着人们生活水平的提高，平时大鱼大肉的饮食方式会造成肠胃不适和精神倦怠，此时适当吃一些五谷杂粮，如养胃的小米粥、面条汤与燕麦粥等，可使肠胃慢慢地恢复到正常状态，并帮助清除胃火。

但粗粮中含有较多的纤维素，过多食用会增加胃肠负担，因此食用粗粮后需补充足够的水分才能保证胃肠道的正常消化。粗粮的食用量最好控制在每天 50 ～ 100 克。

胃火旺盛者的饮食禁忌

少食大鱼大肉

肉类食物中含有较多的酸性物质，易使体内的碱性环境遭到破坏，从而导致酸中毒，使人体质变弱。而且一些肉类食物具有壮阳的效用，常食会增大胃火，尤其是一些经过炒或炸的肉类食物，火性更大，胃火旺盛者经常食用会使胃火更加旺盛。很多人认为鱼肉营养丰富，能够补充人体必需的营养成分，应用鱼肉代替其他肉食。事实上，这种认识是错误的。因为鱼肉中也含有较多的脂肪，过多食用同样对人体不利，再加上鱼肉经过油炸等烹饪方法，还会造成火性大增，而引发胃火旺盛。因此，胃火旺盛者应少吃肉类食品。

忌食辛辣刺激性食物

胃火过旺的病人忌食烈性酒、浓缩咖啡、辣椒、生葱、生蒜、韭菜、芥末、胡椒、茴香、肉桂、干姜、生姜、花椒、白蔻等辛辣刺激性食物，以免助长胃热，对胃黏膜造成损伤，加重病情。

忌食质温食物

籼米、核桃仁、狗肉、羊肉、鸡肉、河虾、海虾、龙眼肉、荔枝、鲢鱼、草鱼、薤白、芥菜、刀豆、红糖、红枣等食物具有补阳助热的作用，胃火过旺的病人不宜食用，以免加重病情。

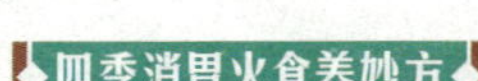

四季消胃火食养妙方

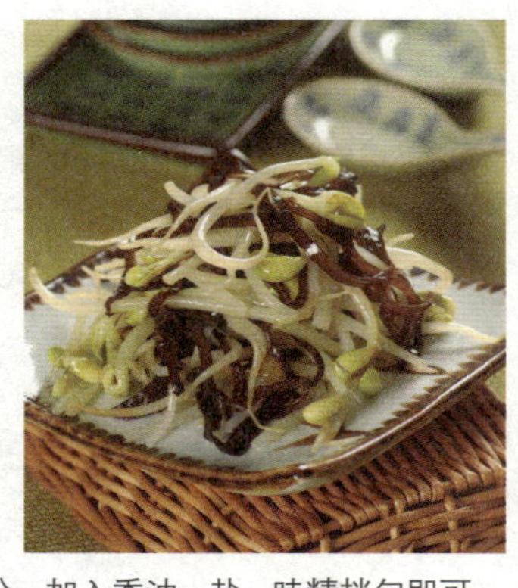

黑木耳拌豆芽

材料 黄豆芽500克，黑木耳50克。

调料 盐、香油、味精各适量。

做法

1. 黄豆芽洗净；黑木耳用水发软，切成丝。
2. 将黄豆芽、黑木耳丝放入锅内，加适量清水煮熟。
3. 将黄豆芽、黑木耳丝捞出，沥干水分，加入香油、盐、味精拌匀即可。

功效解析 黄豆芽具有清热利湿、消肿除痹的功效；黑木耳中的胶质可把残留在人体消化系统内的灰尘、杂质吸附并集中起来排出体外，从而起到清胃涤肠的作用。

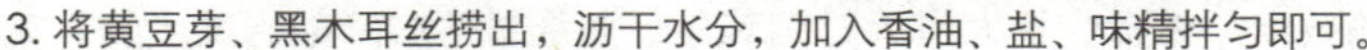

养生饭卷

材料 小米、糙米、紫米、薏米、荞麦、燕麦仁、莲子、黑芝麻各适量，苹果1个，小黄瓜2根，全麦面皮（或春卷皮）2张。

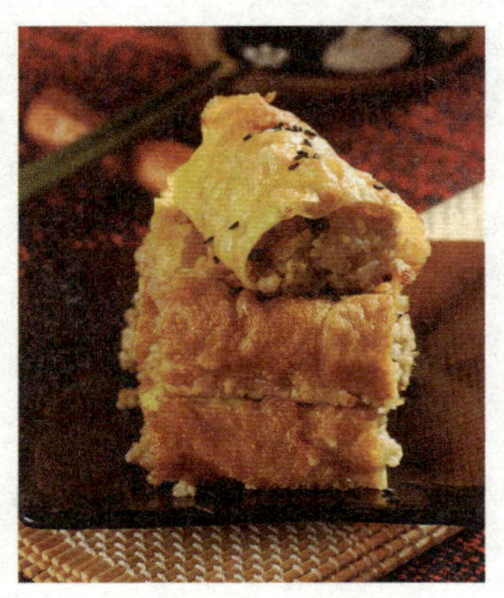

调料 植物油、盐（或白糖）各适量。

做法

1. 将小米、糙米、紫米、薏米、荞麦、燕麦仁加水蒸熟，莲子也煮熟，加入黑芝麻、盐（或白糖）拌匀；苹果和小黄瓜切成细条。
2. 摊开一张全麦面皮（或春卷皮），在面皮上铺一层拌好的米饭，再放上苹果条、小黄瓜条，然后将面皮卷起来。

3. 平底锅放入少量植物油滑锅，将面皮卷煎至两面金黄，然后切成小段装盘，撒上黑芝麻即可。

功效解析 本品用料丰富，既可作为主食，又可作为菜点，是营养均衡的调理脾胃食疗方。

白菜柚子汤

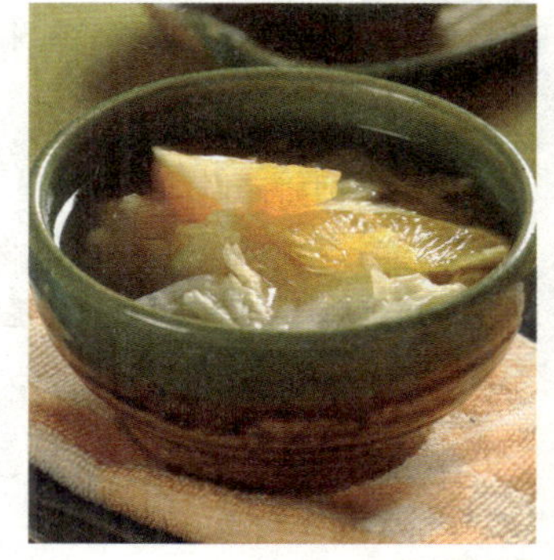

材料 柚子肉5瓣，白菜60克。

调料 白糖适量。

做法

1. 白菜洗净，切成块。
2. 将柚子肉入凉水锅中煮沸5分钟，放入白菜块煮熟，再放入白糖调味即可。

功效解析 本品中白菜有解热除烦、通利肠胃、养胃生津的作用；柚子可理气化痰、健脾消食、散寒燥湿。常喝此汤，有助于维持胃部消化功能。

杏仁苹果豆腐羹

材料 豆腐3块，杏仁24粒，苹果1个，冬菇4朵。

调料 盐、植物油、白糖、味精、水淀粉各适量。

做法

1. 将豆腐切成小块，置水中泡一下捞出。
2. 冬菇泡发洗净，切碎，搅成蓉，和豆腐块、水一起入锅煮至滚沸，加上盐、植物油、白糖调味，再淋入水淀粉调成芡汁，制成豆腐羹。
3. 杏仁用温水泡一下，去皮；苹果洗净去皮切成粒，与杏仁搅匀。
4. 豆腐羹冷却后，加上杏仁、苹果粒、味精拌匀即可。

功效解析 此羹可用于烦热口渴、消化不良、脾阴不足或饮酒过度者的食疗良方。

▶果香藕片

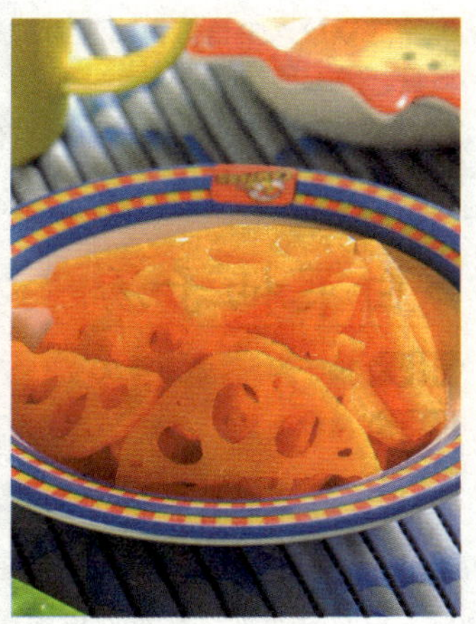

材料 藕1节。

调料 果汁400毫升。

做法

1. 藕洗净，刮去皮，切成片，在沸水中焯一下，立即放到凉水中冲凉。
2. 捞出后沥水，放到果汁中浸泡4～5小时即可。

功效解析 莲藕的药用价值相当高，有消食止泻、开胃清热的功效，是体弱多病者上好的食疗之物。

▶莴笋橘子汁

材料 莴笋1/2个，橘子1个，西芹50克，白菜30克，牛奶100毫升。

调料 白糖适量。

做法

1. 莴笋去皮，清洗干净，切小片；橘子剥去皮，掰成小瓣，去掉子；西芹择洗干净，去掉叶子，先剖细，再切小段；白菜洗净，切小片。
2. 将莴笋片、橘子瓣、西芹段、白菜片逐一放入榨汁机中，搅打均匀，过滤掉蔬果渣，倒入玻璃杯中，再放入白糖、牛奶搅匀即可。

功效解析 本品所用到的几种食物都有益胃健脾、消食理气的作用，对胃部消化功能减弱者有良好的食疗作用。

▶鸭丝绿豆芽

材料 鸭脯肉200克，绿豆芽300克。

调料 植物油、盐、味精、醋、花椒、姜末各适量。

做法

1. 将鸭脯肉切成丝，放入沸水中焯熟；绿豆芽洗净，掐去根部。
2. 炒锅放植物油烧热，放入花椒炸出香味后捞出。
3. 下姜末稍煸，放鸭丝、豆芽翻炒，放入醋、盐、味精，快速翻炒，至豆芽无生味时，盛入盘中即可。

功效解析 鸭肉对肺胃阴虚、干咳口渴、脾虚水泛、水肿尿少、食欲减退、身倦乏力有较好的食疗作用，与绿豆芽一起煮粥，疗效更佳。

海带冬瓜汤

材料 海带50克，冬瓜150克，猪瘦肉80克，陈皮适量。

调料 盐适量。

做法

1. 海带洗净，切段；冬瓜洗净，去瓤，去皮，切片；猪肉洗净，切片。
2. 锅中放入适量水煮沸，下入海带段、冬瓜片、陈皮，煮至冬瓜片熟软，放入肉片、盐，煮至熟即可。

功效解析 此汤由性凉的海带和清热解毒的冬瓜一起煲制而成，是去胃火的食疗佳品。

胡萝卜陈皮炒瘦肉

材料 胡萝卜200克，陈皮10克，猪瘦肉100克，香葱末适量。

调料 植物油、料酒、盐各适量。

做法

1. 将胡萝卜洗净切丝；猪肉洗净切丝后加盐、料酒拌匀；陈皮浸泡至软切丝。
2. 锅内倒入植物油，烧至六成热，放胡萝卜丝翻炒至八成熟时出锅。
3. 锅内再添适量植物油烧热，放入肉丝、陈皮丝翻炒3分钟，再加入胡萝卜丝、料酒、盐翻炒至出香味，添水焖烧片刻，撒入香葱末即可。

功效解析 胡萝卜能补脾消食、利肠道、清热解毒，陈皮宽中理气，二者与瘦肉一起煲汤，有益胃去火的作用。

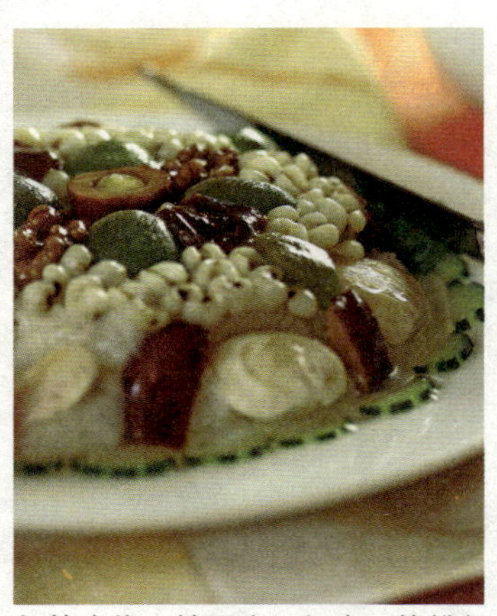

▶八宝健胃饭

材料 白扁豆、薏米、莲子肉、核桃仁、桂圆肉各25克，红枣10颗，糖青梅10克，糯米200克。

调料 猪油、白糖各适量。

做法

1. 将薏米、白扁豆、莲子肉以温水泡发后煮熟备用。
2. 红枣洗净以水蒸熟；糯米煮成糯米饭备用。
3. 取大碗1个，内涂猪油，碗底摆好糖青梅、桂圆肉、红枣、核桃仁、莲子肉、白扁豆、薏米，最后放熟糯米饭，再上锅蒸20分钟，把饭扣入大圆盘中，将白糖加水熬汁浇在饭上即可。

功效解析 本品中所有用料都是健脾养胃之品，适合一年四季早晚热食。

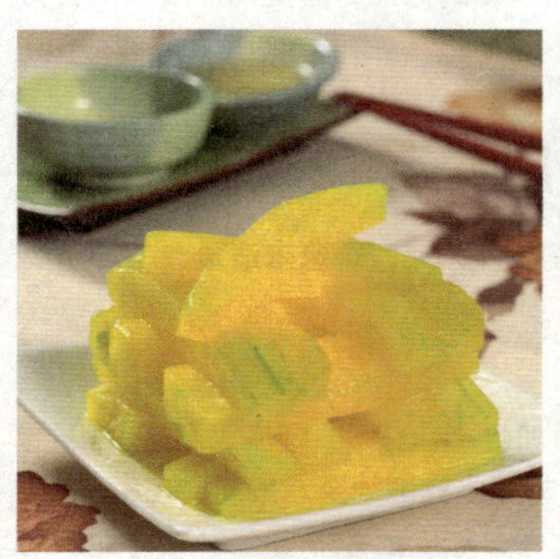

▶泡橙汁冬瓜

材料 冬瓜500克。

调料 鲜橙汁200毫升，柠檬汁30毫升，白糖50克，盐2克。

做法

1. 冬瓜去皮，去瓤及子，切长条，洗净沥干。
2. 锅置火上，倒入清水烧沸，加入冬瓜条焯至八分熟，捞出过凉。
3. 将鲜橙汁、柠檬汁、白糖、盐一同放入锅内调匀，上火熬至浓稠倒出，凉凉，放入焯过的冬瓜条，浸泡腌渍24小时即可食用。

功效解析 冬瓜性寒味甘，能清热生津、解暑除烦，可用于胃火过旺者。

冬笋豌豆苗羹

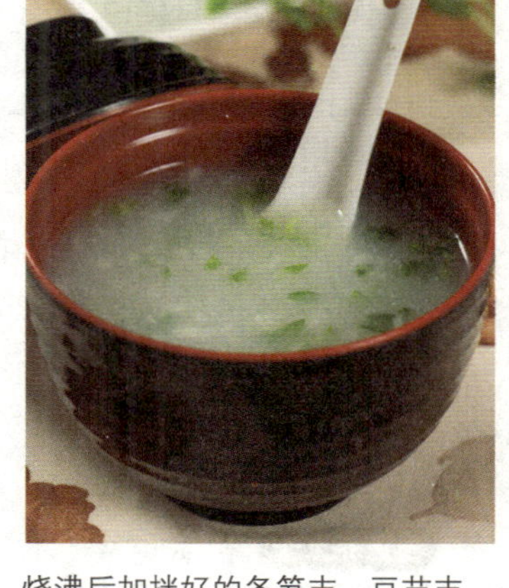

材料 冬笋、豌豆苗各100克，清汤300毫升，牛奶50毫升。

调料 盐、胡椒粉、白糖、姜汁、水淀粉、香油各适量。

做法

1. 将冬笋去皮，洗净，剁成碎末；豌豆苗洗净，入沸水中略烫捞出，凉水中过凉，剁成末。
2. 将冬笋末和豆苗末放入碗中，加入盐、姜汁、白糖拌匀备用。
3. 炒锅置大火上，加入牛奶、清汤，烧沸后加拌好的冬笋末、豆苗末，调入胡椒粉，熟后用水淀粉勾薄芡，淋上香油即可。

功效解析 冬笋具有开胃健脾、滋阴凉血、和中润肠、养肝明目的功效，豌豆苗清热生津，二者同食，对因积食导致的胃火有较好的食疗作用。

春笋鱼片

材料 鱼肉350克，竹笋100克，水发香菇50克，鸡蛋1个（取蛋清）。

调料 料酒、盐、淀粉、水淀粉、味精、植物油各适量。

做法

1. 鱼肉去骨刺及鱼皮，斜片成薄片，用蛋清、淀粉、盐拌匀上浆；竹笋洗净，切片，焯熟；香菇洗净，去蒂，切片。
2. 锅置火上，放入植物油烧热，放入鱼片炸至呈金黄色，再放入笋片与香菇片，滑散后捞出沥油。
3. 锅留底油烧热，加料酒、清水、盐、味精拌匀，烧沸后用水淀粉勾芡，倒入炸过的鱼片、笋片、香菇片，翻炒熟即可。

功效解析 春笋有清热化痰、解渴除烦、清热益气、利膈爽胃、利尿通便、解毒透疹的功效，与鱼肉、香菇、鸡蛋一起煲汤，能消食健胃。

图书在版编目(CIP)数据

居家必备 不上火的四季饮食保健法/李宝珍编著.—太原：山西科学技术出版社，2015.5（2025.2重印）

(国医养生堂)

ISBN 978-7-5377-5092-9

Ⅰ.①居… Ⅱ.①李… Ⅲ.①食物养生 Ⅳ.①R2

中国版本图书馆CIP数据核字（2015）第071146号

国医养生堂 **居家必备 不上火的四季饮食保健法**

出 版 人：阎文凯　　**文图编辑：**冷寒风
编　　著：李宝珍　　**装帧设计：**阮剑锋
责任编辑：郝志岗　　**美术编辑：**王道琴

出版发行：山西出版传媒集团·山西科学技术出版社
地址：太原市建设南路21号　邮编：030012
编辑部电话：0351-4922072
发行电话：0351-4922121
经　　销：各地新华书店
印　　刷：文畅阁印刷有限公司

开　　本：889毫米×1194毫米　1/32
印　　张：3
字　　数：80千字
版　　次：2015年5月第1版
印　　次：2025年2月第2次印刷
书　　号：ISBN 978-7-5377-5092-9
定　　价：12.00元

版权所有·侵权必究
如发现印、装质量问题，影响阅读，请与发行部联系调换。